全国高等卫生职业教育创新技能型"十三五"规划教材

◆ 供护理、助产、临床医学、口腔医学、药学、检验、影像等专业使用

附数字资源增值服务

组织学与胚胎学

ZUZHIXUE YU PEITAIXUE

主　编　张献彩　丁晓慧

副主编　金　洁　于　巍　贾书花

编　者（以姓氏笔画为序）

丁晓慧　沈阳医学院

于　巍　邢台医学高等专科学校

王　东　滨州医学院

王　伟　首都医科大学

王忠华　沈阳医学院

王艳盛　邢台医学高等专科学校

白生宾　新疆医科大学

刘秀敏　邢台医学高等专科学校

张献彩　邢台医学高等专科学校

金　洁　首都医科大学

贾书花　长治医学院

夏　菁　重庆三峡医药高等专科学校

蔡　恒　滨州医学院

U0193871

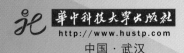

华中科技大学出版社

http://www.hustp.com

中国·武汉

内 容 简 介

本书是全国高等卫生职业教育创新技能型"十三五"规划教材。

本书共有十六章内容，包括组织学与胚胎学绪论，上皮、结缔、肌、神经组织，循环、免疫、内分泌、消化、呼吸、泌尿、男性生殖、女性生殖系统，眼和耳、皮肤，人体胚胎发生学总论等内容。

本书可供护理、助产、临床医学、口腔医学、药学、检验、影像等专业学生使用。

图书在版编目(CIP)数据

组织学与胚胎学/张献彩，丁晓慧主编.—武汉：华中科技大学出版社，2018.6（2024.7 重印）
全国高等卫生职业教育创新技能型"十三五"精品教材
ISBN 978-7-5680-4260-4

Ⅰ.①组…　Ⅱ.①张…　②丁…　Ⅲ.①人体组织学-高等职业教育-教材　②人体胚胎学-高等职业教育-教材　Ⅳ.①R32

中国版本图书馆 CIP 数据核字(2018)第 130100 号

组织学与胚胎学
Zuzhixue yu Peitaixue

张献彩　丁晓慧　主编

策划编辑：陆修文
责任编辑：余　琼
封面设计：原色设计
责任校对：曾　婷
责任监印：周治超
出版发行：华中科技大学出版社（中国·武汉）　　电话：(027)81321913
　　　　　武汉市东湖新技术开发区华工科技园　　邮编：430223
录　　排：华中科技大学惠友文印中心
印　　刷：湖北恒泰印务有限公司
开　　本：787mm×1092mm　1/16
印　　张：10
字　　数：237 千字
版　　次：2024 年 7 月第 1 版第 6 次印刷
定　　价：49.00 元

全国高等卫生职业教育创新技能型
"十三五"规划教材编委会

丛书顾问 文历阳

委　　员（按姓氏笔画排序）

马　莉	河西学院	马志华	上海思博职业技术学院
王玉孝	厦门医学院	王臣平	常德职业技术学院
化　兵	河西学院	申社林	邢台医学高等专科学校
李朝鹏	邢台医学高等专科学校	杨　丽	常德职业技术学院
杨凤琼	广东岭南职业技术学院	邱丹缨	泉州医学高等专科学校
张　忠	沈阳医学院	张少华	肇庆医学高等专科学校
陈丽霞	泉州医学高等专科学校	范国正	娄底职业技术学院
周建军	重庆三峡医药高等专科学校	冼昶华	清远职业技术学院
袁　宁	青海卫生职业技术学院	徐世明	首都医科大学燕京医学院
高清源	常德职业技术学院	谭　工	重庆三峡医药高等专科学校

编写秘书 陈　鹏　蔡秀芳　陆修文　史燕丽　居　颖　周　琳

总序

Zongxu

　　随着我国经济的持续发展和教育体系、结构的重大调整,职业教育办学思想、培养目标随之发生了重大变化,人们对职业教育的认识也发生了本质性的转变。我国已将发展职业教育作为重要的国家战略之一,高等职业教育成为高等教育的重要组成部分。作为高等职业教育重要组成部分的高等卫生职业教育也取得了长足的发展,为国家输送了大批高素质技能型、应用型医疗卫生人才。

　　为了全面落实职业教育规划纲要,贯彻《国务院关于加快发展现代职业教育的决定》和《教育部关于深化职业教育教学改革全面提高人才培养质量的若干意见》等文件精神,体现"以服务为宗旨,以就业为导向,以能力为本位"的人才培养模式,积极落实高等卫生职业教育改革发展的最新成果,创新编写模式,满足"健康中国"对高素质创新技能型人才培养的需求,2017 年 8 月在全国卫生职业教育教学指导委员会专家和部分高职高专院校领导的指导下,华中科技大学出版社组织全国 30 余所院校的近 200 位老师编写了本套全国高等卫生职业教育创新技能型"十三五"规划教材。

　　本套教材充分体现新一轮教学计划的特色,强调以就业为导向、以能力为本位、以岗位需求为标准的原则,按照技能型、服务型高素质劳动者的培养目标,遵循"三基"(基本理论、基本知识、基本技能)、"五性"(思想性、科学性、先进性、启发性、适用性)、"三特定"(特定目标、特定对象、特定限制)的编写原则,着重突出以下编写特点:

　　(1)密切结合最新的护理专业课程标准,紧密围绕执业资格标准和工作岗位需要,与护士执业资格考试相衔接。

　　(2)教材中加强对学生人文素质的培养,并将职业道德、人文素养教育贯穿培养全过程。

　　(3)教材规划定位于创新技能型教材,重视培养学生的创新、获取信息及终身学习的能力,实现高职教材的有机衔接与过渡作用,为中高职衔接、高职本科衔接的贯通人才培养通道做好准备。

　　(4)内容体系整体优化,注重相关教材内容的联系和衔接,避免遗漏和不必要的重复。编写队伍引入临床一线教师,力争实现教材内容与职业岗位能力要求相匹配。

(5)全套教材采用全新编写模式,以扫描二维码形式帮助老师及学生在移动终端共享优质配套网络资源,使用华中科技大学出版社提供的数字化平台将移动互联、网络增值、慕课等新的教学理念、教学技术和学习方式融入教材建设中,全面体现"以学生为中心"的教材开发理念。

本套教材得到了各院校的大力支持和高度关注,它将为新时期高等卫生职业教育的发展做出贡献。我们衷心希望这套教材能在相关课程的教学中发挥积极作用,并得到读者的青睐。我们也相信这套教材在使用过程中,通过教学实践的检验和实际问题的解决,能不断得到改进、完善和提高。

全国高等卫生职业教育创新技能型"十三五"规划教材
编写委员会

前言

Qianyan

为适应医学教育改革和发展的需要，提高教育教学质量，在华中科技大学出版社组织、指导下，多所高等医学院校的专业教师共同编写了《组织学与胚胎学》这本教材。

本教材内容以"工学结合"为指导，坚持以就业为导向，以能力为本位，把培养应用型人才作为教材编写的目标，强调实用性、科学性，针对高职高专学生的特点，体现以形象思维为主、逻辑思维为辅的原则，图表信息量大，文字描述力求精简、易于理解。在每章前有学习目标，使学生学习更有针对性；在正文中有必要的知识链接，可提高学生的学习兴趣，扩大知识面；每章后有能力检测，可提高学生分析问题和解决问题的能力。

本教材是在七所医学院校的大力支持下，在各位编委的积极参与下，并参考了本专业相关教材编写而成，在此，向他们表示衷心的感谢！

参加本教材编写工作的有：张献彩（绪论、泌尿系统）、丁晓慧（呼吸系统）、金洁（消化系统）、贾书花（人体胚胎发生学总论）、于巍（神经组织）、刘秀敏（循环系统）、王忠华（内分泌系统）、王伟（免疫系统）、王艳盛（男性生殖系统、女性生殖系统）、夏菁（皮肤、肌组织）、白生宾（结缔组织）、王东（上皮组织）、蔡恒（眼和耳）。

由于编者水平有限，教材中难免存在不足之处，敬请各位同行和同学们多提宝贵意见，也希望得到各位专家指正，以便及时修改，不断完善。

编　者

目录

Mulu

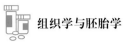

第一章
绪　论

 学习目标

掌握：光学显微镜技术；组织定义。

熟悉：组织学与胚胎学的研究内容；HE 染色；人体的组成。

了解：组织学与胚胎学的学习方法。

一、组织学与胚胎学的研究内容及其在医学中的地位

（一）组织学的研究内容

组织学（histology）是借助显微镜研究正常人体的细胞、组织、器官系统等微细结构及其相关功能的科学。这门学科是随着显微镜的出现，在解剖学的基础上从宏观向微观发展形成的，故又称微观解剖学。其特点是在组织、细胞、亚细胞、分子水平对机体进行研究。

组织学的研究对象是正常人体，细胞是人体结构和功能的基本单位。许多形态相似、功能相近的细胞与细胞基质有机地组合在一起，构成组织。人体组织可归纳为四大类型，即上皮组织、结缔组织、肌组织和神经组织，它们在胚胎时期的发生来源、细胞构成、形态特点及功能等方面各具明显特征。几种不同的组织构成器官，器官具有一定形态并能完成某种生理功能，如心、肝、肾等。许多功能相关的器官组成能完成某种连续生理功能的系统，如运动系统、神经系统等。机体的各个系统，在神经体液的调节下形成完整的有机体。

（二）胚胎学的研究内容

胚胎学（embryology）是研究人体的发生、发育及其演变机制的科学，包括受精、卵裂、胚泡形成、二胚层及三胚层的形成与分化、胚胎与母体的关系等。在胚胎发育的过程中，由于受遗传和环境因素的影响，可引起先天性畸形。所以，胚胎学在研究正常胚胎分化发育的基础上，还要进一步了解先天性畸形的形成原因，为优生优育提供依据。

（三）组织学与胚胎学在医学中的地位

组织学与胚胎学是医学的基础课程，为今后学习生理学、病理学、生物化学、免疫学等基础课程及临床医学如妇产科学、儿科学等奠定基础。组织学与生理学研究结构与功能的

关系,组织学与病理学研究正常与异常的关系,试想如果不熟悉正常机体的形态结构,怎么理解其功能,如何辨别疾病呢? 因此,作为医学生,只有系统掌握组织学与胚胎学的基本知识,才能正确地分析、理解机体的生理过程和病理现象,为开展防病治病的临床实践和科学研究奠定必要的结构基础。

二、组织学与胚胎学的研究技术

(一) 光学显微镜技术

光学显微镜(light microscope,LM)简称光镜,应用光镜观察组织切片是组织学最常用、最基本的技术。最好的光镜分辨率为 0.2 μm,可将物体放大约 1500 倍。将光镜下观察到的结构称光镜结构。在应用光镜技术时,需把材料制成薄片,以便光线透过,看到组织结构。切片种类很多,实验室最常用的是石蜡切片。除石蜡切片外,还有冰冻切片、涂片、铺片和磨片等。

1. 石蜡切片　制作石蜡切片的基本过程如下。

(1) 取材与固定:取动物或人体的新鲜组织,切成 3 mm³ 左右的小块,置于甲醛等固定液中固定,使组织中的蛋白质迅速凝固,防止细胞自溶和组织腐败,尽量保持活体时的结构。

(2) 脱水、透明和包埋:固定后的组织块经梯度乙醇脱水,二甲苯透明,用石蜡、火棉胶或树脂等包埋成硬块,以利于切片。

(3) 切片与染色:用切片机将组织蜡块切成厚为 5～10 μm 的薄片,贴在玻片上,置于二甲苯中脱蜡后进行染色。

染色是用染料使组织切片着色,使无色的组织结构呈现不同的颜色,增加对比度,便于镜下观察。组织的染色原理一般认为基于化学结合或物理吸附作用。最常用的染色方法是苏木精(hematoxylin)伊红(eosin)染色法,简称 HE 染色。苏木精为蓝色的碱性染料,能将细胞核、粗面内质网和核蛋白体染成蓝色。伊红为红色的酸性染料,能将细胞质(浆)、线粒体及胶原纤维染成红色。细胞和组织中的酸性物质或结构与碱性染料亲和力强,称嗜碱性(basophilia);碱性物质或结构与酸性染料亲和力强,称嗜酸性(acidophilia);对碱性或酸性染料亲和力都不强的称为中性。

物理吸附作用的染色方法,如用硝酸银、氯化金等重金属盐显示细胞和组织的某些结构,使金属微粒附着在结构表面而呈棕黑色或棕黄色。若组织结构可直接使硝酸银还原而显色,称此为亲银性;有些结构无直接还原作用,需加入还原剂方能显色,称此为嗜银性。有些成分如肥大细胞颗粒、结缔组织和软骨基质中的糖胺多糖用蓝色染料甲苯胺蓝染色后呈现为紫红色,这种显色与染料颜色不同的特性称为异染性。

(4) 封片:染色后的切片经脱水等处理后,用树胶加盖玻片封固,可长期保存,镜下观察。

2. 冰冻切片　把组织块投入液氮(-196 ℃)内快速冻结,用恒冷箱切片机切片,染色后观察。常用于酶的研究和快速病理诊断。

3. 涂片　把血液、骨髓、胸水、腹水等液体标本直接涂在玻片上,然后进行固定和染色。

4. 铺片 就是把疏松结缔组织或肠系膜等柔软组织,撕成薄膜铺在玻片上,然后进行固定和染色。

5. 磨片 把骨、牙等坚硬的组织磨成薄片贴于玻片上,经染色后观察。

(二)电子显微镜技术

电子显微镜(electron microscope)简称电镜,其分辨率可达 0.2 nm,可将物体放大 100 万倍。电镜下所显示的结构称超微结构。和一般光镜相比,电镜用电子束代替光线,用电磁透镜代替光学透镜,最后将放大物像投射在荧光屏上观察。电镜包括透射电镜和扫描电镜。

1. 透射电镜 透射电镜(transmission electron microscope,TEM)用于观察细胞内部超微结构。由于电子易被散射或被物体吸收,故穿透力低,须制备超薄切片。电镜标本制备较光镜更严格,一般在机体死亡后数分钟内取材,新鲜组织切成 1 mm³ 的小块,经戊二醛-四氧化锇双重固定和树脂包埋,用超薄切片机切成 50~100 nm 厚的超薄切片,经醋酸铀和柠檬酸铅等重金属染色后,增加结构间的对比度,便于观察。电镜下所见的超微结构被染成黑色的,称为电子密度高;反之,呈浅灰色的,称为电子密度低。

2. 扫描电镜 扫描电镜(scanning electron microscope,SEM)主要用于观察组织、细胞和器官的表面和立体结构。电镜标本不须制成超薄切片,组织块需固定、脱水、干燥和喷镀薄层碳与金属膜。观察时,电子束在标本表面扫描,标本表面散射的电子被探测器收集,形成电信号,电信号经多次转换后,在荧光屏上显示标本表面的立体构象。其特点是标本图像具有真实的立体感。

(三)组织化学技术

组织化学技术是利用化学、物理、生物化学、免疫学或分子生物学原理和技术,与组织学技术相结合而产生的技术,能在组织切片上定性、定位地显示某种物质的存在与否和分布状态。

1. 一般组织化学技术 一般组织化学技术是在组织切片上加入某种化学试剂与组织细胞内的待检物质发生化学反应,使其最终形成有色沉淀物,通过观察该产物,可对组织和细胞内的某些化学成分进行定性、定位和定量的研究。

(1)糖类:常用过碘酸希夫反应(periodic acid-Schiff reaction,PAS 反应)显示多糖和糖蛋白的糖链。多糖经过碘酸(强氧化剂)氧化为多醛,多醛与无色的品红硫酸复合物(Schiff 试剂)结合为紫红色沉淀物,此即 PAS 反应阳性。

(2)酶类:显示酶的组织化学称酶组织化学。它通过显示酶的催化活性来表示酶的存在。细胞内的酶有很多种,有水解酶、合成酶、氧化还原酶、转移酶等,其基本原理是利用酶水解底物(水解酶)或催化底物与氧之间的反应(氧化酶),形成无色的初级产物,然后使产物与某种捕获物反应,最终形成有色产物。

2. 免疫组织化学技术 免疫组织化学(immunohistochemistry)技术是利用抗原与抗体特异性结合的免疫学原理,检测组织细胞内多肽和蛋白质等大分子物质的技术。方法是先将欲检测的物质(如某种蛋白质)作为抗原,注入不含该物质的动物体内,以产生相应的抗体,然后将抗体从动物血清中提出,用荧光素、酶或铁蛋白标记,即成为标记抗体。用标记抗体来处理组织切片,标记抗体可与组织切片中的相应抗原发生特异性结合,在显微镜下通过观察标记物,获知该蛋白质的分布部位。抗体如用荧光标记的,可在荧光显微镜下观察,称荧光抗体法;若用辣根过氧化物酶等酶标记的,称酶抗体法,经显色处理可在光镜或电镜下观察;如抗体用铁蛋白标记的,可在电镜下检出,称铁蛋白标记法。

三、组织学与胚胎学的发展简史

组织学与胚胎学是相互关联的两门学科,我国医学教育习惯地将它们列为一门基础课程。从 Hooke 1665 年用放大镜观察软木塞薄片,发现有许多小格并称其为"细胞"(cell)开始至今,组织学与胚胎学的发展已有 300 余年历史。此后,荷兰人 Leeuwenhoeket 用更高倍放大镜发现了精子、红细胞、肌细胞和神经细胞,Graaf 发现了卵泡。1801 年,法国人 Bichat 提出"组织"这一名词,并将人体的组织分为 21 种。1838 年和 1839 年,Schleiden 和 Schwann 分别提出动物和植物都是以细胞为结构、功能和发育的单位,创立了细胞学说。19 世纪中期以后,随着物理、化学、光学和电子学等技术的进步,显微镜不断改进,组织的固定、包埋、切片和染色等技术也不断提高。Golgi 于 1889 年发明银染技术,发现神经细胞内的内网器(高尔基复合体)。Altman 于 1894 年做活体细胞染色,在多种动物和植物体内看到线粒体。1932 年德国人 Knoll 和 Ruska 发明了电子显微镜,后经不断改进,其分辨率达到光镜的 1000 倍(0.2 nm),放大率可达数十万倍,使机体微细结构的研究由细胞水平飞跃到亚细胞甚至分子水平,这是人类认识客观世界的一次革命性飞跃。

近 40 年来,新的技术方法不断出现,如免疫组织化学、原位杂交、流式细胞仪分析、放射自显影、组织培养、荧光和激光、图像分析仪和立体计量技术等。这些技术的运用,使组织学的研究内容不断充实,研究领域不断扩大,例如,组织工程学技术,在体外模拟培养出了皮肤、骨、软骨、肌腱等组织器官,其中组织工程皮肤已成为商品用于治疗烧伤、皮肤静脉性溃疡等疾病。这些技术使组织学与临床密切连接,应用前景广阔。

在 17 世纪,关于胚胎发生,Spallanzani 提出"先成论"学说,认为在精子或卵子内存在的小胚胎和小个体不断摄取营养而生长。18 世纪中叶,Wolff 提出了"渐成论"学说,认为胚胎是经历了由简单到复杂的渐变过程而形成的。19 世纪以后,胚胎的发生经显微镜观察,提出在受精卵细胞核内存在有决定胎儿全身结构形态的各种基因——脱氧核糖核酸(DNA),胚胎发育是各个基因活动逐步展开的过程。在 20 世纪 70 年代,英国学者 Edwards 和 Steptoe 应用体外受精和胚胎移植术开创"试管婴儿"的研究,首例"试管婴儿"于 1978 年 7 月 26 日诞生。

四、组织学与胚胎学的学习方法

组织学的四个水平——组织、细胞、亚细胞和分子,无论老师还是学生都应该从这四个方面来学习,然而,对初学者最重要的是组织和细胞。首先,要掌握机体各系统的主要器官是由什么组织构成的;其次,由于细胞是机体结构和功能的基本单位,因此,要掌握各种细胞在器官和组织中的分布。再者,组织学是借助显微镜观察的方法,研究人体的微细结构,不如解剖学直观、立体。因此,学好组织学我们还应做到以下几点:

1. 注意平面与立体的结合 切片和照片所显示的是细胞、组织和器官的平面结构,同一结构由于切面不同而呈现不同的形态,而人体是立体的,因此应充分发挥想象力,将切片中观察到的图像加以比较、综合和归纳,把二维平面图像还原为三维立体构象。树立整体结构的知识。如管腔器官,由于切的方向不同,可以呈现形状、大小,甚至结构都不相同的切面。

2. 注意形态结构与功能相结合　每种细胞、组织和器官都有一定的形态结构,行使某种生理功能,形态结构与功能密切相关。一方面,形态结构是功能的物质基础。如:肌细胞形态细长,肌浆内含大量纵行肌丝,是肌肉收缩的结构基础;巨噬细胞含有较多的溶酶体,有吞噬功能;成熟红细胞胞质内充满血红蛋白,有运输氧的功能。另一方面,功能的改变也会引起形态结构的变化。例如,功能活跃的成纤维细胞体积大,含有丰富的粗面内质网和发达的高尔基复合体,而当其功能相对静止时,体积变小,成为纤维细胞。因此,坚持形态结构和功能相结合,有利于深入理解,融会贯通。

3. 注意理论与实践的结合　学习的目的是为了应用,要学好组织学与胚胎学,必须坚持理论和实践相结合。初学者要充分利用实验室的挂图,实物标本、模型、幻灯片和图片(包括光镜和电镜)等直观教具,重视每一次实习课、每一张标本以及教科书中的每一幅插图。只有这样,才能加深对理论知识的理解和记忆,从而提高学习效果。

小　结

　　组织学是借助显微镜研究正常人体的细胞、组织、器官系统等微细结构及其相关功能的科学。其研究方法主要有光学显微镜技术、电子显微镜技术、组织化学技术等。胚胎学是研究人体的发生及发育规律的科学。

　　学习组织学与胚胎学,要注意平面与立体相结合,注意形态结构与功能相结合,注意理论与实践的结合。

能力检测

1. 试述组织学与胚胎学研究的内容。
2. 何为组织? 人体有哪几大基本组织?
3. 何为 HE 染色?
4. 何为嗜酸性? 何为嗜碱性?

（张献彩）

扫码看答案

第二章
上皮组织

 学习目标

　　掌握：上皮组织的结构和功能特点；被覆上皮的分类和分布；上皮细胞特殊结构的结构和功能。

　　熟悉：上皮组织的分类；两种腺上皮细胞的结构特点和功能。

　　了解：腺上皮的分类；腺的结构特点和分类。

　　上皮组织（epithelial tissue）简称上皮，具有以下结构特点：①细胞多，排列紧密，细胞间质少；②上皮细胞具有明显的**极性**（polarity），即它们朝向身体表面或有腔器官的腔面，称游离面；与游离面相对的朝向深层结缔组织的一面，称为基底面；而上皮细胞之间的连接面称为侧面；③上皮组织内大多无血管，其营养由深层结缔组织中的血管提供；④上皮组织内常分布有丰富的感觉神经末梢。

　　上皮组织根据功能和分布特点可分为**被覆上皮**（covering epithelium）和**腺上皮**（glandular epithelium）两大类。被覆上皮具有保护、吸收、分泌、排泄等功能；腺上皮具有分泌功能。

第一节　被覆上皮

一、被覆上皮的类型

　　被覆上皮覆盖于体表或衬于体内各种管、腔和囊的内表面。根据其构成细胞的排列层次和细胞的形状进行分类和命名（表 2-1）。

表 2-1 被覆上皮的分类及其主要分布

单层上皮
- 单层扁平上皮
  - 内皮：心、血管和淋巴管
  - 间皮：胸膜、腹膜和心包膜
  - 其他：肺泡、肾小囊
- 单层立方上皮 肾小管等
- 单层柱状上皮 胃、肠、胆囊、子宫等
- 假复层纤毛柱状上皮 呼吸管道等

复层上皮
- 复层扁平上皮
  - 未角化的：口腔、食管和阴道
  - 角化的：皮肤表皮
- 复层柱状上皮 睑结膜、男性尿道等
- 变移上皮 肾盂、肾盏、输尿管和膀胱

二、被覆上皮的结构

（一）单层扁平上皮

单层扁平上皮（simple squamous epithelium）又称单层鳞状上皮，由一层扁平细胞构成。从上皮表面观察，细胞呈不规则形或多边形，细胞边缘呈锯齿状，互相嵌合，核呈椭圆形，位于细胞中央；从侧面观察，细胞扁平，细胞质少，含核的部分略厚，细胞核呈扁椭圆形（图 2-1）。分布于心脏、血管或淋巴管内表面的单层扁平上皮称**内皮**（endothelium）；分布于胸膜、腹膜及心包膜内表面的单层扁平上皮称**间皮**（mesothelium）。除此之外，单层扁平上皮还分布于肾小囊和肺泡等部位。单层扁平上皮的游离面光滑，可减少器官间的摩擦，也有利于血液、淋巴液流动。

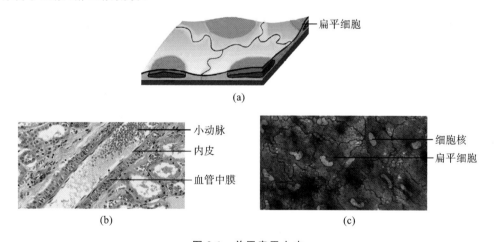

图 2-1 单层扁平上皮
（a）模式图；（b）单层扁平上皮（内皮）光镜图；（c）单层扁平上皮（间皮）光镜图

（二）单层立方上皮

单层立方上皮（simple cuboidal epithelium）由一层近似立方形的细胞组成，多分布于肾小管等处。从上皮的表面观察，细胞呈多边形或六角形；从侧面观察，细胞大致呈正方形，核圆，居中（图 2-2）。

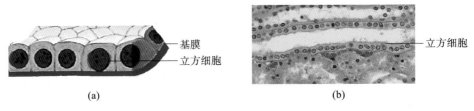

(a)

(b)

基膜
立方细胞

立方细胞

图 2-2　单层立方上皮

(a) 模式图;(b) 单层立方上皮(肾小管)光镜图

(三) 单层柱状上皮

单层柱状上皮(simple columnar epithelium)由一层柱状形细胞组成,多分布于消化管、胆囊和生殖管道的黏膜,有吸收或分泌功能。从上皮的表面观察,细胞呈多边形或六角形;从侧面观察,细胞呈长方形,核椭圆,常位于细胞近基底部,其长轴与细胞长轴一致。分布在肠黏膜的单层柱状上皮中还有呈高脚酒杯状的**杯状细胞**(goblet cell)。杯状细胞顶部膨大,充满黏原颗粒,底部狭窄,核深染(图 2-3)。黏原颗粒内含有黏蛋白,分泌后与水结合形成黏液,有润滑和保护上皮的作用。

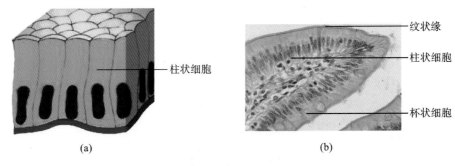

(a)

(b)

柱状细胞

纹状缘
柱状细胞
杯状细胞

图 2-3　单层柱状上皮

(a) 模式图;(b) 单层柱状上皮(小肠绒毛)光镜图

(四) 假复层纤毛柱状上皮

假复层纤毛柱状上皮(pseudostratified ciliated columnar epithelium)由柱状、梭形、锥体形等形态各异的细胞组成,其中柱状细胞最多,其游离面有大量纤毛。因各种细胞的基底面均附着在基膜上,但由于细胞高矮不一,核的位置高低不齐地排列在不同的水平面上,从侧面观察形似复层,实为单层上皮(图 2-4)。主要分布在呼吸管道黏膜。

(五) 复层扁平上皮

复层扁平上皮(stratified squamous epithelium)又称复层鳞状上皮,由多层细胞组成,表层细胞呈扁平状;中间数层细胞呈多边形,细胞较大;紧靠基膜的一层细胞呈矮柱状或立方形,具有旺盛的增殖分化能力。复层扁平上皮多分布于体表或口腔、食管和阴道的黏膜。根据表层细胞是否角化,分为角化的复层扁平上皮和未角化的复层扁平上皮(图 2-5)。复层扁平上皮能耐受机械性和化学性刺激,防止体内水分蒸发及阻止细菌和异物入侵,另外,复层扁平上皮受损伤后有很强的再生修复能力。

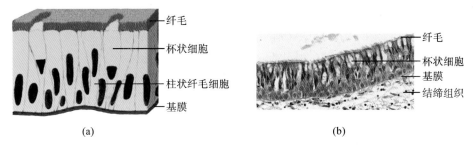

图 2-4　假复层纤毛柱状上皮

（a）模式图；（b）假复层纤毛柱状上皮（气管）光镜图

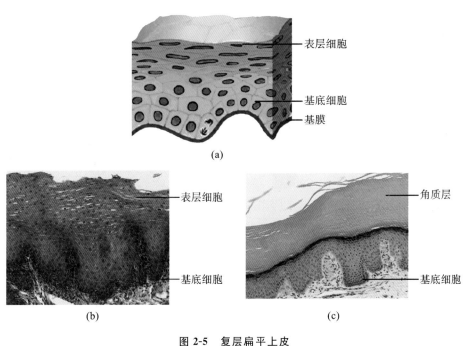

图 2-5　复层扁平上皮

（a）模式图；（b）未角化的复层扁平上皮（食管）；（c）角化的复层扁平上皮（指皮）

（六）复层柱状上皮

复层柱状上皮（stratified columnar epithelium）由多层细胞组成，其表层细胞呈柱状，中间几层细胞呈多边形，基底层细胞呈矮柱状。主要分布在睑结膜、男性尿道和一些腺的大导管处。

（七）变移上皮

变移上皮（transitional epithelium）又称移行上皮。由多层细胞组成，多分布于泌尿管道黏膜。变移上皮细胞形态和层数可随所在器官功能状态的不同而发生改变。如膀胱空虚时，上皮细胞层数较多，细胞较大（图 2-6）；反之，上皮变薄，细胞层数减少，仅 2～3 层，细胞变扁。

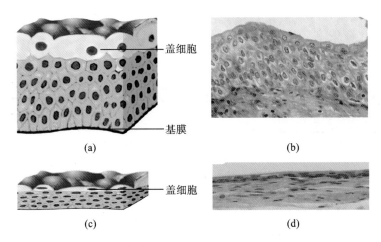

图 2-6　变移上皮

（a）空虚状态模式图；（b）变移上皮（空虚状态膀胱）；（c）充盈状态模式图；（d）变移上皮（充盈状态膀胱）

第二节　腺上皮与腺

一、腺的分类

由腺细胞组成，以分泌功能为主的上皮，称**腺上皮**（glandular epithelium）。以腺上皮为主要组织构成的器官，称**腺**（gland）。腺细胞的分泌物有酶类、黏液和激素等。根据腺排出分泌物方式的不同，将腺分为**内分泌腺**（endocrine gland）和**外分泌腺**（exocrine gland）两类。外分泌腺的分泌物经导管排至体表或器官腔内，如唾液腺、皮脂腺等；内分泌腺的分泌物称**激素**，内分泌腺没有导管，其分泌物一般释放入血液，如甲状腺、肾上腺和垂体等（详见内分泌系统）。本章只介绍外分泌腺的一般结构特点。

二、外分泌腺的分类和一般结构

外分泌腺一般都由分泌部和导管两部分组成。根据导管有无分支，外分泌腺可分为单腺和复腺，再依据外分泌腺的形态特点可将外分泌腺分为单管状腺、单泡状腺、复管状腺、复泡状腺和复管泡状腺等。

1. 分泌部（secretory portion）　多由单层腺细胞围成。泡状和管泡状的分泌部常称**腺泡**（acinus）。因结构和分泌物性质不同可将腺细胞分为浆液性细胞和黏液性细胞两种。

（1）**浆液性细胞**（serous cell）：一般呈锥体形或柱状，核圆形，靠近细胞基底部，基底部细胞质呈强嗜碱性，顶部细胞质充满嗜酸性酶原颗粒（zymogen granule）。电镜下，基底部有密集的粗面内质网，核上方有发达的高尔基复合体和分泌颗粒。细胞从血液中摄取所需的氨基酸，通过粗面内质网合成蛋白质，蛋白质被转运到高尔基复合体上进行加工、浓缩，形成有膜包被的分泌颗粒。分泌时，分泌颗粒的膜与顶部细胞膜融合，以出胞方式将分泌物释放出去。

（2）**黏液性细胞**（mucous cell）：一般呈锥体形，细胞顶部细胞质内充满大量黏原颗粒，核扁椭圆形，位于基底部。HE 染色结果显示，核周的少量细胞质呈嗜碱性，其余大部分细胞质几乎不着色，呈泡沫或空泡状。电镜下可见基底部细胞质中有一定量的粗面内质网，核上区有发达的高尔基复合体和粗大的黏原颗粒。黏液性细胞在高尔基复合体内合成的多糖，与粗面内质网合成的蛋白质结合成糖蛋白，然后形成分泌颗粒，聚集在细胞顶端，通过胞吐的方式释放到细胞外。

由浆液性细胞组成的腺泡，称浆液性腺泡；由黏液性细胞组成的腺泡，称黏液性腺泡；由浆液性细胞和黏液性细胞共同组成的腺泡称混合性腺泡。混合性腺泡主要由黏液性细胞组成，少量浆液性细胞位于黏液性细胞之间或者聚集在腺泡的底部，包围着黏液性细胞，呈半月状，称**浆半月**（serous demilune）（图 2-7）。浆半月的分泌物可经由黏液性细胞间隙局部扩大形成的分泌小管释放入腺泡腔。分泌部完全由浆液性腺泡构成的腺，称浆液性腺，如腮腺等；完全由黏液性腺泡构成的腺，称黏液性腺，如十二指肠腺等；由三种腺泡共同构成的腺，称混合性腺，如下颌下腺、气管腺等。

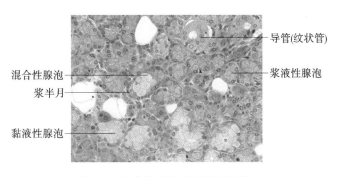

图 2-7 混合性腺（下颌下腺）光镜图

2. 导管 导管与分泌部直接相通连，由单层或复层上皮围成，主要功能是排出分泌物，有的导管还可分泌或吸收水和电解质。

第三节 上皮细胞的特殊结构

上皮细胞具有极性，在它的游离面、基底面和侧面常分化出一些特殊的结构，与其功能相适应，这种特殊结构有的由细胞质和细胞膜构成，有的由细胞质、细胞膜和细胞间质共同构成。这些特殊结构不只是存在于上皮细胞上，也见于其他组织细胞上。

一、上皮细胞的游离面

1. 微绒毛（microvillus） 微绒毛是细胞游离面的细胞膜和细胞质共同伸出的微细的指状突起，直径约 $0.1\ \mu m$，在电镜下才能清晰辨认。微绒毛的细胞质中可见许多纵行的微丝，微丝上端附着于微绒毛的顶部，下端与细胞质中的终末网（terminal web）相连。终末网为微绒毛基底部的微丝与细胞质内的微丝横行交织形成的一层网状结构，其外周的微丝附着于细胞侧面的中间连接处（图 2-8）。微绒毛主要分布在小肠黏膜、肾小管上皮和成长期的卵母细胞等处,微绒毛显著扩大了细胞的表面积,有利于发挥细胞的吸收功能。光镜下小肠黏膜柱状上皮细胞表面的**纹状缘**(striated border)(图 2-3)及肾小管上皮的**刷状缘**(brush border)均是由密集的微绒毛整齐排列而成。

2. 纤毛(cilium) 纤毛是上皮细胞游离面的细胞膜和细胞质共同伸出的粗且长的突起,具有节律性定向摆动的能力(图 2-4)。纤毛一般长 5～10 μm,直径为 0.3～0.5 μm。电镜下,可见纤毛中含有纵行排列的微管,中央为 2 条微管,周围有 9 组二联微管(即 9＋2 微管结构)。纤毛根部有一个致密颗粒,称基体,位于细胞质内,其结构与中心粒基本相同,纤毛的微管与基体的微管相连(图 2-9,图 2-10)。纤毛主要分布于呼吸道、输卵管、附睾输出小管等处。呼吸道的上皮借助其纤毛摆动,把黏液及黏附在上面的尘埃颗粒或细菌推至咽部咳出。

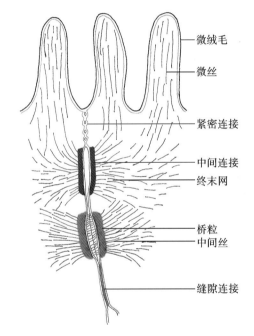

图 2-8 单层柱状上皮的微绒毛与细胞连接模式图

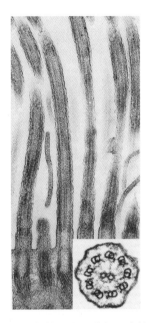

图 2-9 气管上皮细胞纤毛电镜图

左下框内为纤毛横切面图

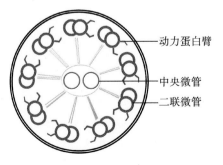

图 2-10 纤毛横切面超微结构模式图

二、上皮细胞的侧面

上皮细胞之间排列紧密,间隙很小,内含有少量糖蛋白和钙离子等起黏合作用。在相邻上皮细胞的侧面上,还分化出一些特殊结构,即**细胞连接**(cell junction)。细胞连接的作用是加强细胞间的机械联系,对于维持组织结构的完整性、协调细胞功能有重要意义。根据其结构和功能特点,可分为紧密连接、中间连接、桥粒和缝隙连接四种。

1. 紧密连接(tight junction) 又称闭锁小带(zonula occludens),常见于单层柱状上皮和单层立方上皮,相邻细胞顶部的细胞膜外层的膜蛋白颗粒呈间断融合,融合处细胞间隙消失,未融合处,相邻细胞间隙宽 10～15 nm,呈点状、斑状或带状,带状较典型。紧密连接除有机械性连接作用外,还具有屏障作用,防止大分子物质通过细胞间隙进出(图 2-8)。

2. 中间连接(intermediate junction) 又称黏着小带(zonula adherens),常位于紧密连接下方,呈带状环绕着上皮细胞顶部。相邻细胞间隙约 20 nm,其中充以丝状物、黏附分子和钙离子等成分。细胞膜的胞质面有薄层致密物质和微丝,微丝参与构成终末网(图 2-8)。中间连接除有黏着作用外,还有维持细胞形状和传递细胞收缩力的作用。

3. 桥粒(desmosome) 又称黏着斑(macula adherens),呈大小不等的斑状,位于中间连接的深部。此处的细胞间隙约 25 nm,其中含有低电子密度的丝状物,细胞间隙中央有一条与细胞膜平行而致密的中间线,由丝状物交织而成。细胞膜的胞质面有厚而致密的附着板,细胞质内有许多直径约 10 nm 的张力丝,附着于附着板中,并常呈袢状返回细胞质,起固定和支持作用。桥粒是细胞间连接较为牢固的连接结构,通常在易受机械刺激或摩擦的皮肤、食管等部位的复层扁平上皮内分布(图 2-8)。

知识链接

天疱疮

寻常型天疱疮的病理特征为皮肤表皮棘层松解和上皮内疱形成。由于上皮细胞间水肿,细胞间桥粒消失,使棘层细胞松解,彼此分离,在上皮内形成裂隙或出现大疱,其部位常在棘层内或棘层和基底层之间。如疱顶破裂脱落,依然可见基底细胞附着在结缔组织上方,往往在疱底有不规则结缔组织乳头,表面覆盖一层基底细胞,呈绒毛状。疱液内可见松解脱落的上皮细胞,单个或成团,称天疱疮细胞。这些细胞水肿、变性呈圆形,胞核圆形,大而肿胀,染色质多,胞核周围有窄的晕。将早期形成的大疱剪去疱顶,刮疱底组织进行涂片,用 HE 染色,可观察到天疱疮细胞。

4. 缝隙连接(gap junction) 又称通信连接(communication junction),是一种广泛存在的细胞连接形式。呈斑块状,此处的细胞间隙仅有 2～4 nm。缝隙连接处的细胞膜中有许多规律分布的连接小体,它们聚集为大小不等的斑状。每个连接小体直径为 7～9 nm,由 6 个杆状的连接蛋白围成,中央有直径为 2 nm 的小管,相邻细胞膜的小管对接,成为细胞之间的交通管道(图 2-11)。细胞间可借助这些管道进行小分子物质和离子交换,传递化学信息。

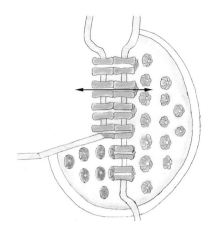

图 2-11　缝隙连接模式图

以上 4 种细胞连接,如果有两种或两种以上同时存在,则称为**连接复合体**(junction complex)。细胞连接的存在和数量随器官不同发育阶段和功能状态及病理变化而改变。例如,在生精过程中,随着精原细胞的分化,睾丸支持细胞间的紧密连接可以开放和重建。

三、上皮细胞的基底面

1. 基膜(basement membrane)　基膜是位于上皮细胞基底面与深部结缔组织之间,由二者共同形成的一层均质膜。不同部位上皮的基膜厚薄不等,假复层纤毛柱状上皮和复层扁平上皮的基膜较厚,HE 染色切片上呈粉红色。电镜下基膜分为两部分,靠近上皮的部分为基板(basal lamina),与结缔组织相接的部分为网板(reticular lamina)。基板由上皮细胞分泌产生,厚 50~100 nm(图 2-12)。构成基板的主要成分为层粘连蛋白(laminin,LN)、纤维粘连蛋白(fibronectin,FN)和Ⅳ型胶原蛋白(collagen protein Ⅳ)等。网板由结缔组织中的成纤维细胞分泌产生的网状纤维和基质构成,存在于毛细血管内皮下。肌细胞、脂肪细胞和施万细胞(Schwann cell)周围的基膜较薄,仅由基板构成。基膜有支持、连接和附着细胞的作用,能引导上皮细胞迁移并影响上皮细胞的增殖分化。基膜还是半透膜,有利于上皮细胞与深部结缔组织进行物质交换。

2. 质膜内褶(plasma membrane infolding)　由上皮细胞基底面的细胞膜折向细胞内形成。质膜内褶周围的细胞质内有许多与之平行排列的线粒体,为物质转运提供所需的能量。质膜内褶扩大了细胞基底面的表面积,增强了对水和电解质的转运能力(图 2-13)。

3. 半桥粒(hemi-desmosome)　位于上皮细胞基底面,为桥粒结构的一半,细胞膜内侧

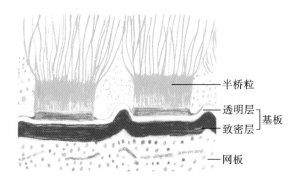

图 2-12　半桥粒和基膜超微结构模式图

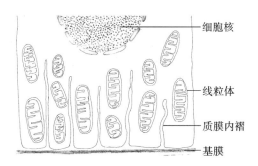

图 2-13　质膜内褶超微结构模式图

面也有附着板,张力丝附着其上,折成襻状返回细胞质,主要作用是将上皮细胞固定在基膜上(图 2-12)。

小　结

上皮组织由紧密排列的上皮细胞和细胞基质构成。上皮细胞具有明显的极性,包括游离面、基底面和侧面。上皮组织内一般无血管,所有的营养物质来自深层的结缔组织的血管,上皮组织含有丰富的感觉神经末梢。上皮组织的主要功能是保护、吸收、分泌和排泄等。根据上皮细胞的结构和功能,上皮组织主要分为被覆上皮和腺上皮两类。被覆上皮根据细胞层数与表层细胞的形态学特征,被覆上皮分为单层扁平上皮、单层立方上皮、单层柱状上皮、假复层纤毛柱状上皮、复层扁平上皮、复层柱状上皮和变移上皮。腺上皮由腺细胞组成,主要具有分泌功能。主要由腺上皮组成的器官称为腺,腺分为内分泌腺和外分泌腺。上皮细胞游离面的特殊结构有微绒毛和纤毛;上皮细胞的侧面有紧密连接、中间连接、桥粒和缝隙连接;基底面有基膜、质膜内褶和半桥粒。

能力检测

1. 试述上皮组织的特点。
2. 试述被覆上皮的类型及其分布。

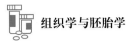

3. 试述浆液性腺细胞的光镜结构、电镜结构及其与功能之间的联系。

4. 试述细胞连接的分类、各自的结构特点及功能。

5. 试述纤毛与微绒毛的光镜结构、电镜结构及功能。

（王　东）

扫码看答案

第三章
结 缔 组 织

学习目标

掌握：结缔组织的分类；疏松结缔组织的特点；骨组织的结构特点；红细胞的结构及功能。

熟悉：结缔组织纤维的结构及功能；软骨的结构；白细胞的结构及功能。

了解：软骨和骨的发生；血液的发生。

结缔组织（connective tissue）由细胞和细胞间质组成。其结构特点：细胞数量较少，但种类多，具有不同的形态和功能；细胞间质含量多，由纤维和基质组成。结缔组织具有支持、连接、防御、保护、营养和修复的功能。

数字资源 结缔组织病的有关知识

结缔组织广义上可分为4种类型：固有结缔组织、软骨组织、骨组织和血液。固有结缔组织又分为疏松结缔组织、致密结缔组织、网状组织和脂肪组织。

第一节 固有结缔组织

一、疏松结缔组织

疏松结缔组织（loose connective tissue）临床上又称**蜂窝组织**（areolar tissue）（图3-1）。其特点：细胞种类多，数量少，纤维排列稀疏。该组织填充在细胞、组织和器官之间，基质较多。具有连接、支持、防御、营养和修复等功能。疏松结缔组织由细胞和细胞间质组成。细胞间质又由纤维和基质组成。

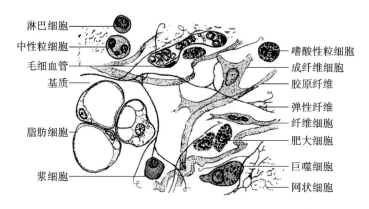

淋巴细胞
中性粒细胞
毛细血管
基质
脂肪细胞
浆细胞

嗜酸性粒细胞
成纤维细胞
胶原纤维
弹性纤维
纤维细胞
肥大细胞
巨噬细胞
网状细胞

图 3-1　疏松结缔组织模式图

（一）细胞

细胞种类多样，功能各异，主要有以下几种细胞。

1. 成纤维细胞（fibroblast）　常附着在胶原纤维上，光镜下，细胞呈扁平，多突起；核卵圆形，1～2 个核仁；细胞质丰富，呈弱嗜碱性。电镜下：细胞质内有丰富的粗面内质网、游离的核糖体和发达的高尔基复合体等细胞器，成纤维细胞具有合成纤维和基质的功能，与创伤的愈合有密切的关系，成纤维细胞在合成胶原纤维的过程中需要维生素 C，当维生素 C 缺乏时则影响胶原纤维的合成。当成纤维细胞处于相对静止状态时，称**纤维细胞**（fibrocyte），纤维细胞体积小，扁平，突起少，呈长梭形，核小，着色深。在一定条件下，如手术及创伤等情况下，纤维细胞可转化为成纤维细胞，参与组织的修复。

2. 巨噬细胞（macrophage）　由血液中单核细胞分化而来。光镜下，巨噬细胞形态多样，随功能状态而改变，一般为圆形或椭圆形，功能活跃的细胞可伸出伪足；细胞核较小，圆形或卵圆形，染色深；细胞质内含有许多溶酶体、吞饮小泡和吞噬体等（图 3-2）。巨噬细胞有变性运动；有吞噬作用，可吞噬异物、衰老死亡的细胞、细菌和病毒等；还能参与机体的免疫反应，对机体防御功能起到了重要作用；合成和分泌溶菌酶、干扰素、补体、粒细胞生成素以及白细胞介素-1 等生物活性物质等。

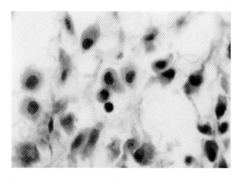

图 3-2　巨噬细胞光镜图

3. 浆细胞（plasma cell） 光镜下,细胞呈圆形或椭圆形;细胞核小而圆,常偏于细胞一侧,由于染色质呈粗块状,从核中心向核周围辐射,所以形似车轮;细胞质丰富,嗜碱性较强。电镜下,细胞质内含有大量密集平行排列的粗面内质网、高尔基复合体等。浆细胞能合成与分泌**免疫球蛋白**（immunoglobulin）,即**抗体**（antibody）,抗体参与体液免疫。

4. 肥大细胞（mast cell） 光镜下,细胞较大圆形或椭圆形;细胞核小而圆,居中;细胞质内充满了粗大的颗粒。电镜下,颗粒大小不一,呈圆形或椭圆形,表面有单位膜包裹,颗粒内含有**肝素**（heparin）、**组胺**（histamine）、**白三烯**和**嗜酸性粒细胞趋化因子**等。肝素有抗凝血作用。组胺和白三烯可引起过敏反应,如可使毛细血管通透性增强,导致组织水肿,形成荨麻疹;还可使支气管平滑肌收缩,引起哮喘;能使全身小动脉扩张,导致血压下降,引起休克;嗜酸性粒细胞趋化因子可吸引血液中的嗜酸性粒细胞向病变部位聚集,从而减轻过敏反应。

5. 脂肪细胞（fat cell） 脂肪细胞常单个或成群存在,光镜下细胞呈球形或多边形,体积较大;细胞质内含有大量脂滴,细胞质和细胞核被挤到细胞周缘;细胞核被挤压成扁圆形,居细胞一侧。在 HE 染色标本中,脂滴被有机溶剂溶解,故细胞呈空泡状,脂肪细胞具有合成和储存脂肪的功能。

（二）纤维

纤维（fiber）被基质包埋,疏松结缔组织中有三种纤维:胶原纤维、弹性纤维和网状纤维。

1. 胶原纤维（collagenous fiber） 在三种纤维中,数量最多,新鲜时呈白色,又称白纤维,光镜下,HE 染色呈嗜酸性,呈波浪状,较粗,有分支,相互交织成网（图 3-3）。电镜下,胶原纤维由更细的胶原原纤维组成。胶原纤维的韧性大,抗拉力强。

2. 弹性纤维（elastic fiber） 新鲜时呈黄色,又称黄纤维。有较强的折光性,数量少,光镜下,HE 染色呈浅粉红色,该纤维较细,可有分支,交织成网（图 3-3）。电镜下,弹性纤维由均质的弹性蛋白和微原纤维组成。弹性纤维具有弹性,韧性差。

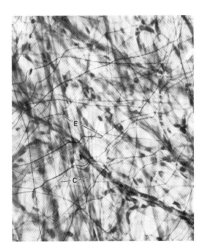

图 3-3 疏松结缔组织 HE 染色
C 是胶原纤维,E 是弹性纤维

3. 网状纤维（reticular fiber） 因 HE 染色不易着色,镀银染色被染成黑色,又称嗜银纤维。光镜下,网状纤维有分支并连接成网。电镜下,由Ⅲ型胶原蛋白组成。网状纤维可构成器官的微细支架。

（三）基质

基质（ground substance）是无定形的均质胶状物,填充在细胞与纤维之间。主要化学成分是蛋白多糖、糖蛋白和水。蛋白多糖又称黏蛋白或糖胶聚糖,为基质的主要成分,是由蛋白质和多糖分子结合而成蛋白多糖,而多糖分子是由**透明质酸、硫酸软骨素、硫酸角质素**等组成。蛋白多糖形成的具有许多分子微孔的分子筛,有利于血液和细胞之间的物质交换,而大分子物质如细菌、肿瘤细胞等不能通过。有些细菌、病毒和癌细胞能分泌透明质酸酶,溶解基质,破坏基质结构,使其易于扩散。临床上为使皮下注射的药物易于吸收和扩散,在注射液中加入透明质酸酶一同注射到皮下,可增强药物的疗效。

组织液(tissue fluid)是从毛细血管动脉端渗出的部分液体。组织液产生后可分别经毛细血管静脉端和毛细淋巴管回收入血或淋巴液。组织液是细胞生存的内环境,当组织液产生和回流失去平衡时,基质中的组织液含量就会增多或减少,均可导致组织水肿或组织脱水。

二、致密结缔组织

致密结缔组织(dense connective tissue)是一种以排列致密的粗大纤维为主要成分构成的固有结缔组织。细胞和基质成分少,细胞主要有成纤维细胞。致密结缔组织主要分布在肌腱、韧带、皮肤的真皮及器官的被膜等处,具有支持、连接和保护等功能。

三、脂肪组织

脂肪组织(adipose tissue)由大量脂肪细胞聚集而成,被疏松结缔组织分隔成若干脂肪小叶。脂肪组织大量分布在皮下组织、肠系膜、网膜等处,具有储存脂肪、支持、缓冲、保护和保持体温作用。

四、网状组织

网状组织(reticular tissue)主要由网状细胞和网状纤维组成。网状细胞(reticular cell)较大,呈星状,突起彼此相互连接成网。网状纤维附于网状细胞体和突起上,网状组织主要分布在造血器官和淋巴器官如红骨髓、胸腺、淋巴结、脾等处,网状组织可构成器官的微细构架,为血细胞发生和淋巴细胞的发育提供适宜的微环境。

第二节 软骨组织与软骨

软骨组织(cartilage tissue)是由软骨细胞和细胞间质构成(图3-4)。软骨(cartilage)由软骨组织和周围的软骨膜构成。

一、软骨组织

(一) 软骨细胞

软骨细胞(chondrocyte)位于基质中的软骨陷窝(cartilage lacuna)内。软骨细胞的形态、大小因分布位置不同而有所变化,在软骨表面是扁圆形细胞,小而幼稚,常单个分布,越到深层,细胞体积越大,细胞也越成熟,呈圆形或椭圆形,2~8个细胞聚集在一个软骨陷窝内,称同源软骨细胞群;成熟软骨细胞核小而圆,1~2个核仁,电镜下细胞质内含有丰富的粗面内质网和发达的高尔基复合体,线粒体较少。软骨细胞具有分泌基质作用。

(二) 细胞间质

细胞间质由纤维和基质组成。纤维包埋在基质中,主要有胶原纤维和弹性纤维,纤维可使软骨具有韧性或弹性;基质呈半固体凝胶状,主要成分是水和蛋白多糖。

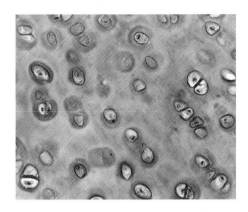

图 3-4　软骨组织的光镜图(HE 染色)

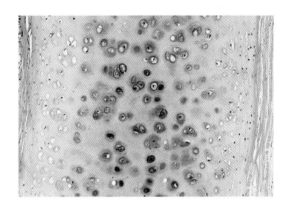

图 3-5　透明软骨的光镜图(HE 染色)

二、软骨的分类和各类软骨的结构特点

根据细胞间质内含有的纤维成分不同,软骨分为透明软骨、弹性软骨和纤维软骨三种。

(一)透明软骨

透明软骨(hyaline cartilage)基质丰富,纤维含量少(图 3-5),主要是交织排列的胶原原纤维,分布于气管支气管、肋软骨、关节软骨等处。

(二)弹性软骨

弹性软骨(elastic cartilage)基质中含有大量的交织成网的弹性纤维。分布在耳廓、会厌等处。

(三)纤维软骨

纤维软骨(fibro cartilage)基质中含有大量平行排列的胶原纤维束,在胶原纤维束之间软骨细胞成行排列。分布在椎间盘、关节盘和耻骨联合等处。

第三节　骨组织与骨

一、骨组织的一般结构

骨组织(osseous tissue)由细胞和钙化的细胞间质组成。人体内 99% 的钙以钙盐的形式储存在骨组织中,所以骨是人体最大的钙库。

(一)细胞

骨组织中有 4 种细胞:骨原细胞、骨细胞、成骨细胞和破骨细胞,其中骨细胞最多,其他细胞均分布在骨组织周缘。

1. 骨细胞　骨细胞(osteocyte)是一种多突起的细胞,单个分散于骨板内和骨板之间。胞体呈扁平椭圆形,位于**骨陷窝**(bone lacuna)内,突起位于**骨小管**(bone canaliculus)内,各骨陷窝借骨小管彼此相连。

2. 成骨细胞 成骨细胞(osteoblast)胞体呈柱状或椭圆形,分布在骨组织表面,常排列成一层。成骨细胞具有分泌类骨质功能。当成骨细胞被类骨质包埋后,转变为骨细胞。

3. 破骨细胞 破骨细胞(osteoclast)是一种多核的大细胞,6～50 个核,分布在骨质表面,破骨细胞具有溶解和吸收骨质作用。成骨细胞和破骨细胞两者协同活动完成骨的成型与改建。

4. 骨原细胞 骨原细胞(osteoprogenitor cell)是骨组织的干细胞,胞体小呈梭形,细胞质少核椭圆,位于骨外膜和骨内膜贴近骨质处。骨原细胞可转化为成骨细胞和成软骨细胞。

（二）细胞间质

钙化的细胞间质又称为骨质(bone matrix),包括有机物和无机物。有机物由大量的胶原纤维和少量无定型物构成,这种未钙化的细胞间质又称类骨质;无机物主要为钙盐,主要为磷酸钙和少量的碳酸钙。骨胶原纤维被黏蛋白黏合在一起并有钙盐沉积构成的薄板状结构,称为**骨板**。体内无论是骨松质还是骨密质,都是由骨板构成,骨板内或骨板之间由基质形成的小腔,称**骨陷窝**,骨陷窝周围呈放射状排列的细小管道,称**骨小管**,相邻骨陷窝的骨小管相互连通。

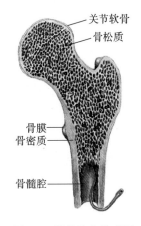

图 3-6　长骨结构模式图

关节软骨
骨松质
骨膜
骨密质
骨髓腔

二、长骨的结构

骨由骨质、骨膜、骨髓构成(图 3-6)。骨质由骨密质和骨松质构成,骨密质和骨松质在微细结构上的主要区别在于骨板的排列形式不同。

（一）骨松质

骨松质(spongy bone)主要分布在长骨骺部和骨干的内侧份,由针状或片状的骨小梁相互连接而成,骨小梁则是由不规则排列的骨板及骨细胞构成,骨小梁之间有肉眼可见的网孔,孔内充填着红骨髓、血管和神经。

（二）骨密质

骨密质(compact bone)主要分布在长骨骨干和骨骺的外侧份,由规则排列的骨板及分布于骨板内、骨板间的骨细胞构成。骨密质由以下四种骨板组成。

1. 外环骨板 位于骨干表面,由几层到十几层骨板构成,环行排列。

2. 内环骨板 位于骨髓腔周围,为几层排列不规则的骨板构成。

3. 骨单位(osteon)或称哈弗斯系统(Haversian system) 位于内、外环骨板之间的圆筒状结构,由**中央管**(central canal)和围绕中央管呈同心圆排列的骨板组成(图 3-7)。在骨组织内横向穿行的管称穿通管,中央管和穿通管是小血管、神经和结缔组织的通道。

4. 间骨板(interstitial lamella) 间骨板是填充在骨单位之间的一些数量不等、形状不规则的骨板。

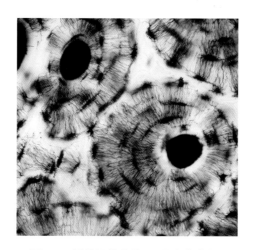

图 3-7 骨单位的光镜图（大力紫染色）

三、骨的发生

骨组织起源于胚胎时期的间充质，骨的发生有**膜内成骨**（intramembranous ossification）和**软骨内成骨**（endochondral ossification）两种方式。

（一）膜内成骨

扁骨和不规则骨以此方式发生。首先，在将要形成骨的部位，间充质细胞分裂增生形成原始结缔组织膜，由该膜再形成骨原细胞，由骨原细胞再形成成骨细胞。成骨细胞和由其分泌的纤维和基质结合成类骨质（osteoid），类骨质被骨盐沉积后形成骨质。

（二）软骨内成骨

四肢骨、躯干骨以此方式发生。首先由间充质细胞在将要发生骨组织的部分化形成骨原细胞，骨原细胞再分化分裂形成成骨细胞，成骨细胞能分泌类骨质，成骨细胞被类骨质包埋形成骨细胞，类骨质被骨盐沉积形成骨质。

第四节 血 液

血液（blood）是一种可以流动的结缔组织。由血浆和血细胞组成，血浆相当于结缔组织中的细胞间质，血细胞悬浮于其中，成人血液量约为 5L，约占体重的 7%。

一、血浆

血浆（blood plasma）为淡黄色液体，血浆中 90% 是水，其余为白蛋白（即清蛋白）、球蛋白、纤维蛋白原、脂蛋白、酶、糖、激素、维生素、无机盐和代谢产物。血液从血管流出后，溶解状态的纤维蛋白原就转化成不溶解的纤维蛋白，血液就凝固成血块，并析出淡黄色透明的液体称**血清**（serum）。

二、血细胞

血细胞(blood cell)主要在骨髓生成,血液中的血细胞陆续衰老死亡,骨髓则源源不断地输出新生细胞,形成动态平衡。血细胞的形态、数量、百分比和血红蛋白含量的测定结果称血象(表 3-1)。患病时,血象常有显著的变化,成为诊断疾病的重要指标。血细胞约占血液容积的 45%,包括红细胞、白细胞、血小板(图 3-8)。

表 3-1 血细胞的分类和正常值

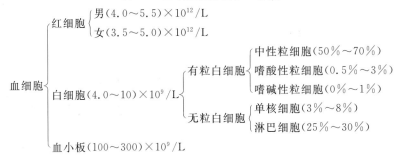

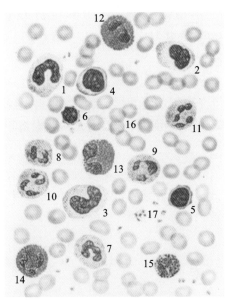

图 3-8 血细胞模式图

1~3 是单核细胞;4~6 是淋巴细胞;7~11 是中性粒细胞;
12~14 是嗜酸性粒细胞;15 是嗜碱性粒细胞;16 是红细胞;17 是血小板

(一)红细胞

红细胞(red blood cell,RBC)直径为 7.5~8.5 μm,平均寿命约为 120 天。红细胞呈双面微凹的圆盘状,中央薄,周边较厚,故在血涂片标本显示中央染色较浅,周边较深(图 3-9);成熟红细胞无细胞核和细胞器;细胞质内充满大量淡红色的**血红蛋白**(hemoglobin,Hb);血红蛋白是含铁的蛋白质,具有运输氧气和二氧化碳的功能。血红蛋白的正常值:男性为 120~150 g/L,女性为 110~140 g/L。一般认为,若红细胞数少于 3.0×10^{12}/L,血红蛋白低于 100 g/L,称为贫血。

网织红细胞(reticulocyte)是由骨髓进入周围血液中未成熟的红细胞,成人正常网织红细胞数占红细胞数的 0.5%～1.5%,新生儿可占 3%～6%。临床上网织红细胞计数可作为了解骨髓造血功能的指标之一。

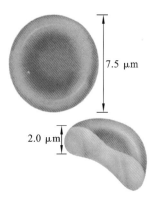

图 3-9 红细胞模式图

（二）白细胞

白细胞(white blood cell,WBC)是有核的球形细胞,比红细胞大,可通过变形运动穿过毛细血管壁,进入结缔组织或淋巴组织,参与机体的防御与免疫功能。白细胞根据细胞质内有无特殊颗粒分为有粒白细胞和无粒白细胞两种,又根据颗粒的嗜染性,将有粒白细胞分为中性粒细胞、嗜碱性粒细胞、嗜酸性粒细胞;无粒白细胞又分为单核细胞和淋巴细胞。

1. 中性粒细胞(neutrophil) 细胞呈球形,直径 10～12 μm;细胞核呈分叶状,一般为 2～5叶,叶间有细丝相连,分叶越多越衰老;细胞质为浅粉红色(图 3-10),内含有浅紫色的嗜天青颗粒和粉红色的特殊颗粒。嗜天青颗粒是一种溶酶体,能消化吞噬细菌和异物;特殊颗粒内含吞噬素和溶菌酶,有杀菌作用。中性粒细胞具有活跃的变形运动和吞噬能力,在机体内起重要的防御作用。中性粒细胞吞噬细菌和异物后变性坏死成为脓细胞。

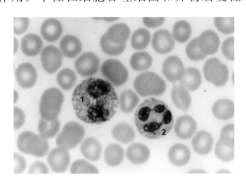

图 3-10 嗜酸性粒细胞和中性粒细胞光镜图

1 是嗜酸性粒细胞;2 是中性粒细胞

2. 嗜碱性粒细胞(basophil) 细胞呈球形,直径 10～12 μm;细胞核呈 S 形或不规则形;由于细胞质内含有大小不等、分布不均的嗜碱性颗粒,覆盖在核上面,使核显示不清楚。嗜碱性颗粒内含有肝素、组胺和白三烯等物质。肝素具有抗凝血的作用,组织胺和白三烯参与机体的过敏反应。

3. 嗜酸性粒细胞(eosinophil) 细胞呈球形,直径 10～15 μm;细胞核常为两叶;细胞质内充满鲜红色粗大的嗜酸性颗粒(图 3-10),颗粒是一种溶酶体,含有酸性磷酸酶、过氧化物酶和组胺酶等。嗜酸性粒细胞能吞噬抗原抗体复合物,灭活组织胺,减轻过敏反应。当机体患过敏反应及某些寄生虫感染时,嗜酸性粒细胞增多。

4. 单核细胞(monocyte) 单核细胞是血细胞中体积最大的细胞。细胞呈球形或椭圆形,直径 14～20 μm;细胞核形态多样,呈马蹄形、肾形或不规则形;细胞质内含有灰蓝色弱嗜碱性颗粒。单核细胞离开血液进入结缔组织分化成巨噬细胞,单核细胞具有吞噬能力、参与机体免疫应答等功能。

5. 淋巴细胞(lymphocyte) 细胞呈球形或椭圆形,直径 6～12 μm,大小不等,分大、中、小淋巴细胞。在周围血液中以小淋巴细胞为主,小淋巴细胞核为圆形,较大呈深蓝色,在一侧常有一小凹陷;细胞质较少呈浅蓝色。

知识链接

白血病

白血病,亦称作血癌,是一类造血干细胞异常的克隆性恶性疾病。其克隆中的白血病细胞失去进一步分化成熟的能力而停滞在细胞发育的不同阶段,在骨髓和其他造血组织中白血病细胞大量增生积聚并浸润其他器官和组织,同时使正常造血受抑制,临床表现为贫血、出血、感染及各器官浸润症状。

(三)血小板

血小板(blood platelet)是从骨髓巨核细胞脱落下来的胞质小块,并非严格意义上的细胞。血小板双凸圆盘状,直径 2～4 μm,无细胞核,但有细胞器。当血小板受到刺激时伸出突起呈不规则形,在血涂片上,血小板常聚集成群。血小板的功能主要是参与止血和凝血的过程。

三、血细胞的发生

血细胞的发生过程称血细胞的发生。体内各种血细胞的寿命有限,每天都有一定数量的血细胞衰老死亡,同时又有相同数量的血细胞在红骨髓生成并进入血液,使外周血中血细胞的数量和质量维持动态平衡。

(一)发生部位

血细胞起源于胚胎时期卵黄囊壁外中胚层间充质细胞增殖形成的血岛,血岛中部细胞分化成造血干细胞,以后造血干细胞随血流逐渐转移至肝和脾,最后种植于红骨髓内,所以胚胎时肝有造血功能,出生以后主要靠红骨髓造血,产生红细胞、粒细胞、单核细胞和血小板。此外,胸腺、脾、淋巴结及消化管等处的淋巴组织可产生淋巴细胞。

(二)造血组织及其结构特点

红骨髓是体内最主要的造血组织,它由网状组织构成支架,网眼内充满不同分化阶段的血细胞、造血干细胞、巨噬细胞、脂肪细胞和间充质细胞等,并含有丰富的血窦。发育成熟的血细胞经血窦进入血液循环。网状组织不仅起支持作用,并且与巨噬细胞、血窦内皮等共同构成造血诱导微环境,调节血细胞的增殖和分化。

(三)造血干细胞和造血祖细胞

造血干细胞是各种血细胞的祖先,故又称多能造血干细胞。它的形态与淋巴细胞相似,结构比较简单;具有自我更新和多向分化的能力。造血干细胞在一定环境条件下分化形成各系造血祖细胞。造血干细胞除了存在于造血器官外,外周血中也有造血干细胞存在。

造血祖细胞又称定向造血干细胞,是一种已失去多向分化能力的原始干细胞,在一定环境及因素的调节下,只能向一个方向分化成某一系的血细胞。

（四）血细胞发生过程的形态变化规律

各系血细胞的发生一般都经历三个阶段:原始阶段、幼稚阶段和成熟阶段。临床上常用骨髓涂片观察各系血细胞的形态结构,协助诊断血液病。血细胞发生过程中,血细胞结构、数量都处在动态变化过程,比较复杂,各系血细胞发生过程也有差别,但一般都有如下的变化规律:①细胞体由大变小(巨核细胞则由小变大);②细胞核由大变小(红细胞核最后消失,有粒白细胞核由圆形逐渐变成杆状乃至分叶状),细胞核染色质由细疏变粗密;③细胞质由少变多,嗜碱性由强变弱,但淋巴细胞和单核细胞仍保持嗜碱性,细胞质内的特殊颗粒、特殊产物由无到有并逐渐增多,如有粒白细胞中的特殊颗粒、红细胞中的血红蛋白等;④细胞分裂能力由活跃到丧失分裂能力,但淋巴细胞仍有很强的潜在分裂能力。

1. 红细胞发生　历经原红细胞、早幼红细胞、中幼红细胞、晚幼红细胞,后者脱去细胞核成为网织红细胞,最终成为成熟的红细胞。

2. 粒细胞发生　历经原粒细胞、早幼粒细胞、中幼粒细胞、晚幼粒细胞,进而分化为成熟的杆状核和分叶核粒细胞。

3. 单核细胞发生　经过原单核细胞和幼单核细胞,变成单核细胞。

4. 淋巴细胞发生　也来源于骨髓的造血干细胞,在胸腺增殖发育为 T 细胞,在腔上囊(鸟类)或类囊器官(人类为胚胎肝或骨髓)增殖分化为 B 细胞。淋巴细胞的发育主要表现为细胞膜蛋白和功能状态的变化,形态结构的演变不明显,因此,很难用光镜严格区分淋巴细胞发生的阶段。

5. 血小板发生　经原巨核细胞、幼巨核细胞、巨核细胞发育而来。巨核细胞的细胞质脱落即形成血小板。每个巨核细胞可生成约 2000 个的血小板。

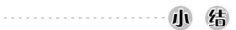

小　结

结缔组织由细胞和细胞间质组成,特点是细胞数量少及种类多、细胞间质多。细胞间质包括基质和纤维。结缔组织形态多样,包括固有结缔组织(如疏松结缔组织、致密结缔组织、脂肪组织和网状组织)、软骨组织、骨组织和血液。疏松结缔组织的细胞主要有成纤维细胞、巨噬细胞、肥大细胞、浆细胞和脂肪细胞等,纤维包括胶原纤维、弹性纤维和网状纤维。软骨根据所含纤维成分的不同分为透明软骨、纤维软骨和弹性软骨三种类型。骨组织是由细胞和细胞间质构成的一种坚硬的组织。骨密质由内环骨板、外环骨板、骨单位和间骨板组成。血液由血浆和血细胞组成。血浆的主要成分是水。血细胞包括红细胞、白细胞和血小板。成熟的红细胞呈双面微凹的圆盘状,无细胞核和细胞器,细胞质内含有大量的血红蛋白,具有运输氧气和二氧化碳的功能;白细胞分为有粒白细胞和无粒白细胞,有粒白细胞包括中性粒细胞、嗜酸性粒细胞和嗜碱性粒细胞,无粒白细胞包括单核细胞和淋巴细胞;血小板呈无核双凸的圆盘状,具有止血和凝血的作用。红骨髓是体内最主要的造血组织,各系血细胞的发生一般都经历原始阶段、幼稚阶段和成熟阶段三个阶段。

能力检测

1. 简述血细胞的组成。
2. 何为骨单位?
3. 简述疏松结缔组织的构成。
4. 简述白细胞的分类和百分比。

（白生宾）

扫码看答案

第四章
肌 组 织

 学习目标

掌握：三种肌组织的光镜结构特点；骨骼肌纤维的超微结构特点。

熟悉：心肌纤维的超微结构特点。

了解：平滑肌纤维的超微结构特点。

肌组织（muscle tissue）主要由具有收缩功能的肌细胞构成，肌细胞之间有少量结缔组织、淋巴管、血管及神经等。肌细胞呈细长纤维状，又称肌纤维（muscle fiber），其细胞膜称为肌膜（sarcolemma），细胞质称为肌浆（sarcoplasm），肌浆内的滑面内质网称为肌浆网。根据结构和功能特点，肌组织可分为骨骼肌、心肌、平滑肌三种。

第一节 骨 骼 肌

骨骼肌借助肌腱附着于骨骼上，分布于头部、躯干和四肢。骨骼肌受躯体神经支配，是随意肌。整块的骨骼肌外面被一层结缔组织包裹，称之为肌外膜；肌外膜向肌内不断伸入分隔肌束，形成肌束膜；其中每条肌纤维周围的薄层结缔组织，称为肌内膜（图 4-1）。结缔组织间相互连接，对肌组织有支持、保护和营养等作用。

一、骨骼肌纤维的光镜结构

骨骼肌纤维呈细长圆柱状，长短不等，为 1~40 mm，直径 10~100 μm；细胞核呈椭圆形，数量为数个至数百个，位于细胞周边，紧靠肌膜；肌浆丰富，内含大量**肌原纤维**（myofibril）（图 4-1，图 4-2）。

肌原纤维与骨骼肌纤维长轴平行排列，呈细丝状。每条肌原纤维上有多个明暗交替排列的带，同一肌纤维中，所有肌原纤维的明带和暗带准确排列在同一平面上，因而构成了骨骼肌纤维明暗交替的横纹，所以骨骼肌又称为横纹肌。明带着色浅，又称 I 带，暗带着色深，又称 A 带。用油镜观察，暗带中央有一条浅色窄带，称为 H 带，H 带中央有一条深色的

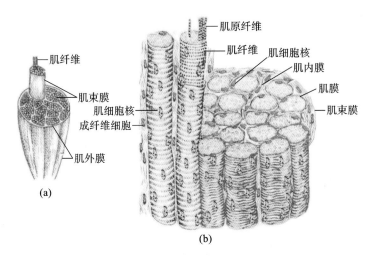

图 4-1　骨骼肌结构模式图

（a）一块骨骼肌；（b）一个肌束

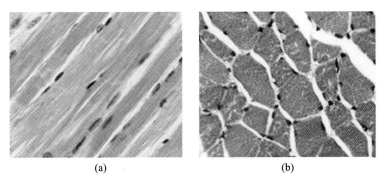

图 4-2　骨骼肌光镜图

（a）纵切面；（b）横切面

M 线。明带中央也有一条深色的细线,称 Z 线(图 4-3,图 4-4)。相邻两 Z 线之间的一段肌原纤维称为**肌节**(sarcomere),每个肌节包括 1/2 个 I 带、1 个 A 带和 1/2 个 I 带,长为 2～2.5 μm。肌节递次排列构成肌原纤维,是骨骼肌纤维结构和功能的基本单位。

二、骨骼肌纤维的超微结构

(一)肌原纤维

电镜下,肌原纤维由粗肌丝和细肌丝组成,两种肌丝沿肌原纤维长轴平行排列。粗肌丝由肌球蛋白构成,位于肌节中部的 A 带内,其中点固定于 M 线,两端游离;细肌丝由三种蛋白构成,即肌动蛋白、肌钙蛋白和原肌球蛋白,位于肌节两侧,一端附着在 Z 线,另一端伸入 A 带并与粗肌丝平行,止于 H 带外侧。当骨骼肌纤维收缩时,粗肌丝牵拉细肌丝向 M 线方向滑动,使得 I 带和 H 带同时变短,肌节也随之缩短。

(二)横小管

横小管(transverse tubule)是肌膜向肌浆内凹陷形成的横行小管,位于明带和暗带交界处,并环绕于每条肌原纤维的周围,可将肌膜的兴奋迅速传导至肌纤维内部(图 4-4)。

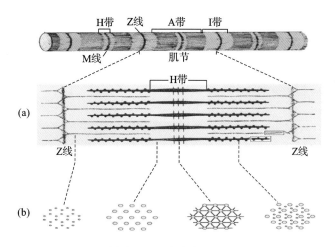

图 4-3 骨骼肌肌原纤维超微结构示意图

(a) 肌节的纵切面;(b) 肌节不同部位的横切面

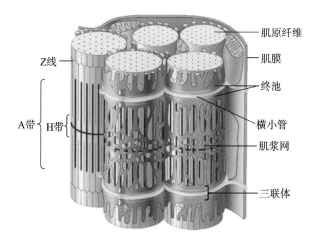

图 4-4 骨骼肌肌原纤维超微结构模式图

(三)肌浆网

肌浆网(sarcoplasmic reticulum)是肌浆中特化的滑面内质网,在横小管之间沿肌原纤维长轴平行排列并将其包绕,形成网管状,其中部纵行围绕在每条肌原纤维周围,故又称纵小管。靠近横小管的纵小管末端横向膨大融合呈扁囊状,称为**终池**(terminal cistern),其内含有大量的钙离子,故又称为钙池。两侧终池与其中间的横小管共同组成**三联体**(triad)。肌浆网的膜上有钙泵,可将肌浆中的钙离子泵入肌浆网内储存,从而可以调节肌浆中钙离子的浓度。

数字资源 衰老对骨骼肌再生能力的影响

此外,肌膜下及肌原纤维之间还有丰富的线粒体、糖原和少量脂滴,肌浆内还含有能与氧结合的肌红蛋白。

知识链接

横纹肌肌纤维的收缩原理

横纹肌收缩时肌肉缩短,其原理目前公认的是肌丝滑行学说。当肌纤维收缩时,粗肌丝牵拉细肌丝向暗带中的 H 带移动,结果相邻 Z 线间的距离减小,明带缩短,H 带也缩短甚至消失,整个肌节变短。当肌纤维舒张时,与上述过程相反,细肌丝向暗带外移动,明带和 H 带均伸长。暗带则无论舒缩均不发生变化。综上,肌纤维的舒缩只是细肌丝在粗肌丝之间滑行的结果,粗、细肌丝本身的长度没有变化,故称之为肌丝滑行学说。

第二节 心 肌

心肌(cardiac muscle)主要由心肌纤维构成(图 4-5),分布于心壁和邻近心脏的大血管壁上,其收缩具有自动节律性,其收缩不受意识支配,是不随意肌。

一、心肌纤维的光镜结构

心肌纤维呈不规则的短圆柱状,常有分支,互联成网;细胞核呈椭圆形,多数只有一个,少数可见双核,位于细胞中央。相邻心肌纤维间连接处形成**闰盘**(intercalated disk),光镜下着色较深,呈阶梯状粗线(图 4-5)。心肌纤维也有明暗交替的周期性横纹,但不如骨骼肌纤维明显。

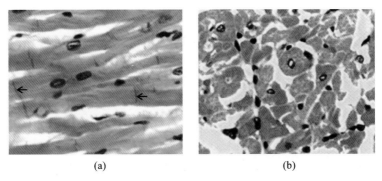

(a)　　　　　　　　　　　　(b)

图 4-5　心肌光镜图

(a) 纵切面;(b) 横切面;←闰盘

二、心肌纤维的超微结构

心肌纤维的超微结构与骨骼肌相似,也含有粗细肌丝、终池和肌浆网等结构(图 4-6),

心肌纤维超微结构的特点如下。

（1）没有明显的肌原纤维，肌原纤维间有丰富的线粒体。

（2）横小管较粗，位于 Z 线水平。

（3）肌浆网不发达，多见横小管与一侧终池构成二联体，故心肌纤维的储钙能力低。

（4）闰盘由相邻心肌细胞伸出大量短突相互嵌合形成，位于 Z 线水平。其横向部分为中间连接和桥粒，起牢固连接的作用；其纵向部分有缝隙连接，有利于细胞间化学信息的交流和电冲动的传导，保证心肌纤维完成同步节律性收缩。

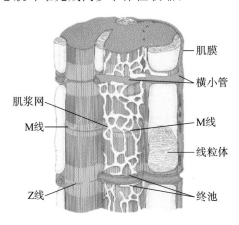

图 4-6　心肌纤维超微结构模式图

第三节　平　滑　肌

平滑肌（smooth muscle）广泛分布于血管、消化道、呼吸道等中空性器官的管壁内，其收缩不受意识支配，是不随意肌。

一、平滑肌纤维的光镜结构

平滑肌纤维呈长梭形，一般长 200 μm；细胞核单个，呈杆状或椭圆形，位于细胞中央；无横纹，常平行成束或成层排列。在横切面上，平滑肌纤维呈圆形或多边形，直径大小不一，有的可见细胞核（图 4-7）。

二、平滑肌纤维的超微结构

平滑肌纤维表面可见肌膜向下凹陷形成的浅凹。平滑肌纤维内无肌原纤维，可见大量密斑、密体、中间丝、细肌丝和粗肌丝。肌膜下散在的电子密度高的区域为密斑；肌浆中电子密度高的小体为密体；中间丝连接在密斑和密体之间，构成梭形的细胞骨架，有支持作用。肌浆中含有平行排列的粗、细肌丝，细肌丝主要由肌动蛋白组成，一端附着于密斑或密体，另一端游离；粗肌丝由肌球蛋白组成，平行排列，位于细肌丝之间。肌浆网不发达，收缩时也需要从细胞外摄取钙离子。相邻肌纤维间有缝隙连接，可传导神经冲动，使成束的平滑肌纤维能同步收缩和舒张。

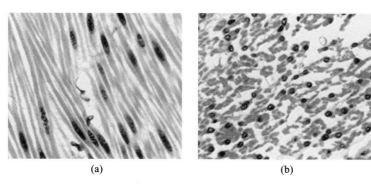

(a)　　　　　　　　　　(b)

图 4-7　平滑肌光镜图
（a）纵切面；（b）横切面

小　结

　　肌组织分为骨骼肌、心肌和平滑肌三种，其中骨骼肌为随意肌，心肌和平滑肌为不随意肌。骨骼肌和心肌都有横纹，属于横纹肌。光镜下，骨骼肌纤维呈细长圆柱状，核多个，紧靠肌膜；肌浆丰富，内含大量肌原纤维。两相邻 Z 线之间的一段肌原纤维称为肌节，每个肌节由 1/2 个 I 带＋A 带＋1/2 个 I 带所组成，是骨骼肌纤维结构和功能的基本单位。电镜下，肌原纤维由平行排列的粗、细肌丝组成，有横小管、肌浆网和三联体等结构。心肌纤维呈短圆柱状，常有分支，互联成网；核呈椭圆形，多为 1 个，位于细胞中央。相邻心肌纤维间连接处形成闰盘。平滑肌纤维长梭形，无横纹，细胞核 1 个，位于中央。

能力检测

1. 简述肌节的结构。
2. 叙述三联体的构成和功能。
3. 何为肌原纤维？
4. 叙述闰盘的分布、结构和功能。

（夏　菁）

扫码看答案

第五章
神 经 组 织

学习目标

掌握:神经组织的组成;神经元的结构特点和功能;突触的概念、化学性突触的超微结构及其功能。

熟悉:神经胶质细胞的分类、分布及功能。

了解:神经元的分类;神经纤维、神经末梢的分类及结构。

神经组织(nerve tissue)由神经细胞和神经胶质细胞组成。**神经细胞**又称**神经元**(neuron),它能接受刺激、整合信息和传导冲动;**神经胶质细胞**(neuroglial cell)对神经元起支持、营养、保护和隔离等作用。

第一节　神　经　元

一、神经元的结构

神经元形态多样,大小不一,但都可分为胞体和突起两部分(图 5-1)。

(一)胞体

神经元的胞体是神经元的营养代谢中心,其形态多样,有圆形、星形、梭形及锥体形等。胞体大小差异很大,直径 4～120 μm 不等。胞体包括细胞膜、细胞质和细胞核。

1. 细胞膜　可兴奋膜,具有接受刺激、产生及传导神经冲动的作用。

2. 细胞核　位于细胞中央,大而圆,着色浅,核仁明显。

3. 细胞质　神经元胞体的细胞质,称核周质,它除含有一般细胞器外,还含有尼氏体和神经原纤维这两种神经元所特有的结构。①**尼氏体**(Nissl body):又称嗜染质,光镜下呈小块状或颗粒状,HE 染色呈紫蓝色。电镜下尼氏体由发达的粗面内质网及游离核糖体构成,它能合成蛋白质、酶和神经递质。②**神经原纤维**(neurofibril):呈细丝状,在镀银染色切

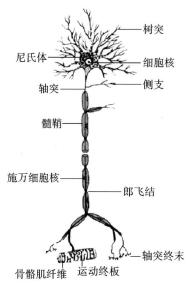

图 5-1 运动神经元结构模式图

片中被染成棕黑色，相互交织成网，并伸入到突起内。电镜下神经原纤维由神经丝、微管和微丝构成，具有支持神经元、参与细胞内物质运输等功能（图 5-2）。

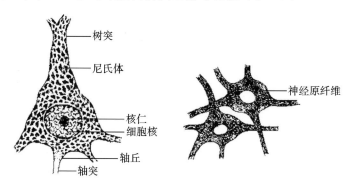

图 5-2 神经元特有细胞器模式图

（二）突起

1. 树突（dendrite） 有一或多个，常较短，分支呈树枝状。树突内有神经原纤维、线粒体和尼氏体。树突的分支上有很多短小的突起，称树突棘。树突和树突棘极大地扩展了神经元接受刺激的表面积。树突的功能主要是接受刺激，并将信息传给胞体。

2. 轴突（axon） 每个神经元只有一根轴突。胞体发出轴突的部位常呈圆锥形，称轴丘，此处无尼氏体，故着色较浅。轴突一般细长，粗细均匀，有呈直角分出的侧支及树枝状终末分支。轴突表面的胞膜称轴膜，轴突内的胞质称轴质。轴质内有神经丝、微管、滑面内质网、线粒体等，亦无尼氏体。故轴丘及轴突不能合成蛋白质。物质在轴质内的运输称轴突运输。胞体形成的物质（如蛋白质、神经递质等）被输送向轴突末端称顺向轴突运输，轴突末端的代谢产物等被输送向胞体称逆向轴突运输。轴突的主要功能是将神经冲动传至其他神经元或效应器。

二、神经元的分类

(一)按神经元突起数量分类

按突起的数量,神经元分为三类。①**多极神经元**(multipolar neuron):胞体发出一个轴突和多个树突,如脊髓前角的运动神经元。②**双极神经元**(bipolar neuron):胞体发出两个突起,一个为轴突,另一个为树突,如视网膜的双极细胞。③**假单极神经元**(pseudounipolar neuron):从细胞体只发出一个突起,离胞体不远处该突起再分出两个分支,一支进入中枢神经系统,为中枢突,另一支分布到周围组织和器官中,为周围突,如脊神经节内的感觉神经元(图5-3)。

(二)按神经元功能分类

按照神经元的功能,分为①**感觉神经元**(sensory neuron):又称传入神经元,多为假单极神经元。胞体分布在脑神经节、脊神经节内,能感受内、外环境的各种刺激。②**运动神经元**(motor neuron):又称传出神经元,为多极神经元。这种神经元支配肌肉的运动和腺细胞的分泌活动。③**中间神经元**(interneuron):又称联络神经元,多为多极神经元,约占神经元总数的99%,分布在感觉神经元和运动神经元之间,在中枢神经系统内构成复杂的神经网络,起联络作用(图5-4)。

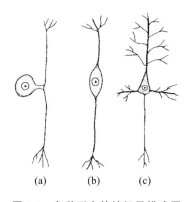

图5-3 各种形态的神经元模式图
(a) 假单极神经元;(b) 双极神经元;(c) 多极神经元

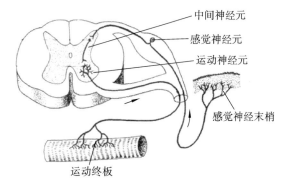

图5-4 三种不同功能的神经元模式图

(三)按神经元释放神经递质的性质分类

按神经元释放的神经递质的化学性质可将神经元分为多种,现介绍几种:①**胆碱能神经元**:释放乙酰胆碱。②**单胺能神经元**:释放单胺类递质,如去甲肾上腺素、多巴胺或5-羟色胺。③**氨基酸能神经元**:释放谷氨酸、γ-氨基丁酸或甘氨酸等。

三、突触

神经元与神经元之间、神经元与非神经元之间的接触部位称**突触**(synapse),是一种特化的细胞连接方式。它是神经元传递信息的重要结构。神经元之间的连接中,最常见的是一个神经元的轴突末端与另一个神经元的树突、树突棘或胞体形成突触,即轴-树突触、轴-棘突触或轴-体突触。

（一）突触分类

突触分电突触和化学性突触两类。电突触实际为缝隙连接，通过电流传递信息。化学性突触是一种最常见的连接方式，这种突触以神经递质为媒介进行信息传递。

（二）化学性突触

光镜观察化学性突触，可见轴突末梢膨大呈纽扣状或球状，紧贴于另一个神经元胞体或树突表面。电镜观察化学性突触由**突触前成分**、**突触间隙**和**突触后成分**三部分构成。突触前成分是轴突末端膨大处，表面为特化增厚的突触前膜，突触前成分的轴质中含有大量突触小泡，突触小泡内含神经递质；突触后成分主要是另一个神经元树突或胞体细胞膜特化增厚形成的突触后膜，突触后膜上有特异性受体，一种神经递质只能结合一种受体；突触间隙为突触前膜和突触后膜之间的窄隙（图5-5）。

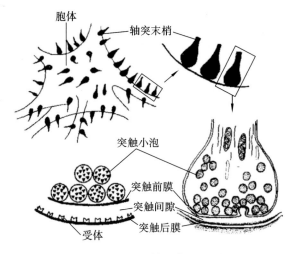

图 5-5　突触示意图

当神经冲动沿轴膜传到突触前膜时，突触小泡紧贴突触前膜，以出胞方式释放神经递质到突触间隙内。神经递质迅速与突触后膜的特异性受体结合，从而使受体分子的构型发生变化，改变了突触后膜对离子的通透性，使后一个神经元产生神经冲动并进行传导。神经递质与受体结合产生生理效应后就会被相应的酶水解失去活性，从而保证了突触传递信息的敏感性。

第二节　神经胶质细胞

神经胶质细胞数目远远多于神经元，也是一种有突起的细胞，散布于神经元胞体或突起周围，在神经组织中起支持、营养、保护、隔离等作用。根据其存在的部位，神经胶质细胞分为中枢神经系统的神经胶质细胞和周围神经系统的神经胶质细胞两类。

一、中枢神经系统的神经胶质细胞

中枢神经系统的神经胶质细胞分为**星形胶质细胞**、**少突胶质细胞**、**小胶质细胞**和**室管**

膜细胞四种。星形胶质细胞参与构成血-脑屏障;少突胶质细胞的突起包绕神经元的长突起形成中枢神经系统神经纤维的髓鞘;小胶质细胞具有吞噬作用(图 5-6);室管膜细胞分布在脑室及脊髓中央管的腔面,参与脉络丛的构成。

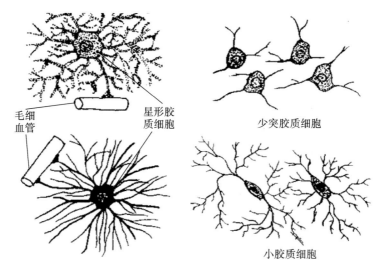

毛细血管　星形胶质细胞　少突胶质细胞　小胶质细胞

图 5-6　中枢神经系统的神经胶质细胞模式图

二、周围神经系统的神经胶质细胞

周围神经系统的神经胶质细胞包括**神经膜细胞**(又称施万细胞)和**神经节胶质细胞**(又称卫星细胞)。神经膜细胞包绕神经元的长突起(轴突),形成周围神经纤维的髓鞘;神经节胶质细胞是包裹在神经节细胞胞体周围的一层扁平或立方形细胞。

第三节　神经纤维和神经

一、神经纤维

神经纤维(nerve fiber)由神经元的长突起(又称轴索)及包绕它的神经胶质细胞(神经膜细胞或少突胶质细胞)构成。其功能是传导神经冲动。根据有无髓鞘,神经纤维分有髓神经纤维和无髓神经纤维两种。

（一）有髓神经纤维

周围神经系统中的有髓神经纤维,由轴索以及包绕在周围的髓鞘和神经膜构成。电镜观察,可见髓鞘呈明暗相间的同心圆板层结构,它是由神经膜细胞的无核部分的胞膜反复包绕轴索形成的。神经膜是由神经膜细胞的胞质、胞核及部分胞膜包绕在髓鞘外形成的。髓鞘和神经膜呈节段性排布,段与段之间的狭窄处称**郎飞结**,该处轴膜无髓鞘包绕,便于轴膜内外离子交换,因此神经冲动呈跳跃式传导,速度快。相邻两个郎飞结之间的一段神经纤维称结间体(图 5-7,图 5-8)。

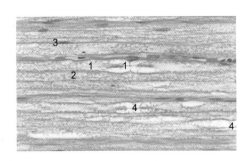

图 5-7 周围神经系统有髓神经纤维光镜图

1是轴索;2是髓鞘;3是施万细胞核;4是郎飞结

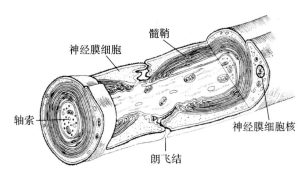

图 5-8 周围神经系统有髓神经纤维超微结构模式图

在中枢神经系统内,有髓神经纤维的髓鞘由少突胶质细胞的突起反复包绕形成。一个少突胶质细胞的突起可分支包绕数条轴索,参与数条神经纤维髓鞘的形成(图 5-9)。

(二) 无髓神经纤维

周围神经系统的无髓神经纤维是由轴索及包在外面的神经膜细胞构成,但神经膜细胞不形成髓鞘(图 5-10);中枢神经系统的无髓神经纤维就是裸露的轴索,既无髓鞘,也无神经膜。无髓神经纤维的神经冲动只能沿着轴膜连续传导,故传导速度较慢。

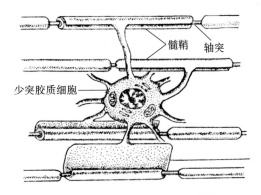

图 5-9 中枢神经系统有髓神经纤维模式图

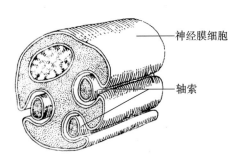

图 5-10 周围神经系统无髓神经纤维模式图

神经纤维的再生

当周围神经纤维损伤变性后，若其营养中心所在的神经元胞体依然完好无损，可由受损纤维近侧端发出新芽至原来的靶器官，从而恢复其功能。若神经元胞体一旦受损变性，神经纤维则不能再生。研究还发现，若神经纤维断端间隔超过 2.5 cm，则再生的轴索会与周围增生的结缔组织混杂在一起形成神经瘤，引起顽固性疼痛。

二、神经

神经(nerve)是周围神经系统的神经纤维集合在一起，外面包绕结缔组织膜而成的条索状结构。包绕在每条神经纤维周围的薄层结缔组织膜称神经内膜，多条神经纤维集合成束，称神经束，包绕在神经束外面的一层致密的结缔组织称神经束膜，很多大小不等的神经束聚集在一起形成一条神经，神经外面包裹的致密结缔组织称神经外膜。

第四节　神　经　末　梢

周围神经纤维的末端终止于其他组织或器官内形成一定的结构，叫**神经末梢**(nerve ending)，按其功能不同分为感觉神经末梢和运动神经末梢两种。

一、感觉神经末梢

感觉神经末梢是感觉神经元的终末部。它与周围其他组织共同组成的结构称为感受器。它能接受刺激，并将刺激转变为神经冲动沿着感觉神经纤维传向中枢。感觉神经末梢依其外是否有结缔组织形成的被囊可分两类(图 5-11)。

（一）游离神经末梢

游离神经末梢(free nerve ending)呈树枝状，是有髓或无髓神经纤维的终末部分失去神经膜细胞反复分支形成的，多分布于表皮、角膜上皮、黏膜上皮细胞之间，或某些结缔组织内，如骨膜、韧带和牙髓等处，主要参与产生痛温觉。

（二）有被囊神经末梢

有被囊神经末梢(encapsulated nerve ending)均有结缔组织被囊包绕。如：①**触觉小体**：为椭圆形小体，分布于真皮的乳头层。其长轴与表皮垂直，内有多个横列的扁平细胞，外包结缔组织被囊。裸露的轴索分支穿行盘绕于扁平细胞之间，参与产生精细触觉。②**环层小体**：呈圆形或椭圆形，中央有一个均质状的圆柱体，外包有数十层同心圆排列的扁平细胞和少量结缔组织。裸露的轴索穿入均质状的圆柱体内。环层小体分布于皮下组织、胸膜、腹膜等处，参与产生压觉和振动觉。③**肌梭**：呈梭形，是分布于骨骼肌的本体感受器。

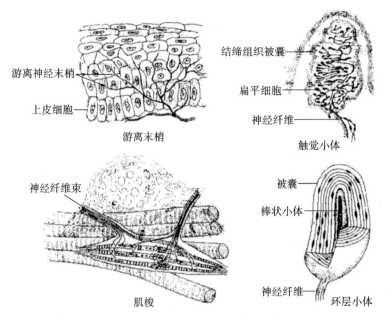

图 5-11　各种感觉神经末梢模式图

其表面有结缔组织被囊,内有几条较细的骨骼肌纤维,称梭内肌纤维。在肌纤维中段有成串或成团的细胞核。裸露的轴索进入肌梭后缠绕在梭内肌纤维表面。肌梭能感受骨骼肌纤维的伸缩变化和张力。

二、运动神经末梢

运动神经末梢是运动神经元轴突的末端。它主要分布于骨骼肌、心肌、平滑肌和腺体内。它与肌组织和腺共同形成的结构,称效应器。运动神经末梢的功能是支配肌纤维的收缩和腺细胞的分泌。按其分布与功能不同,运动神经末梢可分两种。

(一)躯体运动神经末梢

躯体运动神经末梢分布于骨骼肌。支配骨骼肌的运动神经纤维终末在失去髓鞘后分成爪状细支,贴附于骨骼肌纤维的表面,形成的椭圆形板状隆起称运动终板(图 5-12)。运动终板是一种突触性连接,又称骨骼肌神经-肌接头。

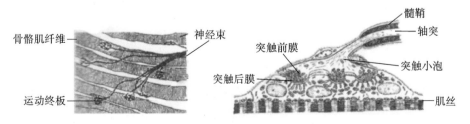

图 5-12　运动终板模式图

数字资源　　　　　重症肌无力

（二）内脏运动神经末梢

内脏运动神经末梢是内脏神经节发出的无髓神经纤维终末分支,成串珠状膨突,与心肌纤维、平滑肌纤维或腺细胞表面接触,形成突触。它分布于心肌、平滑肌和腺体内,可引起肌的收缩和腺体分泌。

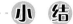

小 结

神经组织由神经元和神经胶质细胞组成。神经元分胞体、轴突和树突。胞体内有尼氏体和神经原纤维。神经元的功能是感受刺激、整合信息、传导冲动。神经胶质细胞位于神经元之间或神经元与非神经元之间,主要起支持、营养、保护和隔离等作用。突触是神经冲动定向传导的结构基础,位于神经元之间或神经元与非神经元之间。最常见的突触是化学性突触,电镜下,它由突触前成分、突触间隙和突触后成分三部分构成。神经元的轴索和神经胶质细胞一起形成神经纤维,分有髓神经纤维和无髓神经纤维两种。

能力检测

1. 试述神经元的形态结构及功能。
2. 简述神经元的树突和轴突在形态结构和功能上的区别。
3. 详述化学性突触的超微结构及功能。
4. 简述神经元的分类。
5. 名词解释:神经纤维、神经、突触、运动终板。

（于　巍）

扫码看答案

第六章
循 环 系 统

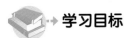

学习目标

掌握:动脉管壁的微细结构及大、中动脉的结构特点;毛细血管的分类、光镜结构及功能。

熟悉:熟悉心壁的构造。

了解:了解微循环及静脉管壁的结构特点。

循环系统(circulatory system)是以心脏为枢纽,连续而封闭的管道系统,可分为心血管系统和淋巴管系统两部分。心血管系统由心脏、动脉、毛细血管和静脉组成。心是输送血液的动力器官,其功能相当于泵;动脉把心脏搏出的血液运送到全身的毛细血管;毛细血管是血液与周围的组织细胞进行物质交换的部位;静脉把交换后的血液引流回心脏。淋巴管系统是心血管系统的辅助管道,由毛细淋巴管、淋巴管和淋巴导管组成,淋巴导管把淋巴引流到静脉。

循环系统的主要功能是进行物质和气体交换,也可参与体温调节、激素转运、免疫调节和代谢活动,一些细胞还具有内分泌功能。

第一节　血　　管

一、血管壁的一般结构

除毛细血管外,血管壁均可分为内膜、中膜和外膜三层(图 6-1)。血管壁内还有营养血管和神经分布。

(一)内膜

内膜(tunica intima)位于血管壁的最内层,由内皮、内皮下层和内弹性膜组成,是三层中最薄的一层。

1. 内皮 内皮是衬贴在血管腔面的单层扁平上皮，内皮细胞的长轴多与血流方向相一致，胞核居中。电镜观察，内皮细胞内有一种长杆状的 W-P 小体（Weibel-Palade body），有膜包裹，内含纵行的管状结构，具有储存血管性假血友病因子（von Willebrand factor，vWF）的作用。vWF 是一大分子糖蛋白，其功能是调节血小板的黏附，促进血栓的形成。内皮游离面光滑，有利于血液的流动。

2. 内皮下层 内皮下层是内皮外侧的薄层结缔组织，内含少量胶原纤维、弹性纤维。

3. 内弹性膜 位于内皮下层和中膜之间，由弹性蛋白组成。在血管横切面上，因血管壁收缩，内弹性膜常呈波浪状，一般以内弹性膜作为动脉内膜与中膜的分界。

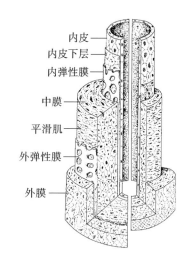

图 6-1 血管模式图

内皮
内皮下层
内弹性膜
中膜
平滑肌
外弹性膜
外膜

（二）中膜

中膜（tunica media）是三层膜中最厚的一层，由结缔组织和平滑肌构成，其厚度与组成成分因血管种类而异。

（三）外膜

外膜（adventitia）较薄，由疏松结缔组织构成，内含弹性纤维和胶原纤维，有些动脉在中膜与外膜交界处，有密集的弹性纤维组成的外弹性膜。

二、动脉管壁的结构

动脉离开心脏后反复分支，管径越来越细。根据其管径大小，动脉分为大动脉、中动脉、小动脉和微动脉四级，各级动脉是相互移行的，其间没有明显的分界，其中以中膜的结构变化最大。

（一）大动脉

大动脉（large artery）包括主动脉、无名动脉、颈总动脉、锁骨下动脉、椎动脉和髂总动脉等。其管壁结构特点如下（图 6-2）。

数字资源 ⋯⋯⋯⋯⋯⋯ *介入治疗* ⋯⋯⋯⋯⋯⋯•

1. 内膜 内皮细胞内含有丰富的 W-P 小体。内皮下层较厚，内皮下层之外的内弹性膜与中膜的弹性膜相连，故内膜与中膜的分界不明显。

2. 中膜 最厚,有 40～70 层弹性膜,每层弹性膜由弹性纤维相连,故大动脉又称**弹性动脉**。弹性膜间有环行平滑肌及少量胶原纤维。

3. 外膜 很薄,主要由结缔组织构成,内有营养血管和神经。没有明显的外弹性膜。故大动脉三层分界不清楚。

（二）中动脉

除大动脉外,凡在解剖学上有名称的管径为 1～10 mm 的动脉均属中动脉(medium artery)。其管壁结构特点如下(图 6-3)。

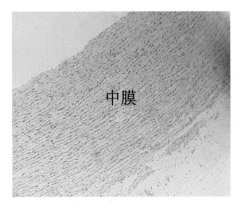

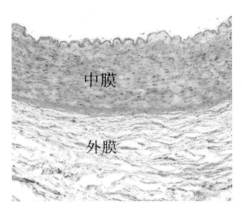

图 6-2 大动脉　　　　　　　　　　　图 6-3 中动脉

1. 内膜 内皮下层较薄,在与中膜交界处有一层明显的内弹性膜,切片上呈波纹状。

2. 中膜 较厚,由 10～40 层环行排列的平滑肌组成,故中动脉又称**肌性动脉**。肌纤维间夹杂一些弹性纤维和胶原纤维。

3. 外膜 厚度比中膜略薄,在外膜与中膜交界处有明显的外弹性膜。故中动脉三层分界清楚。

（三）小动脉与微动脉

管径在 0.3 mm 至 1 mm 的动脉称小动脉(small artery)。较大的小动脉内膜有明显的内弹性膜,一般无外弹性膜,中膜有数层平滑肌组成,故小动脉也称**肌性动脉**。管径在 0.3 mm 以下的动脉称为微动脉(arteriole),微动脉内膜无内弹性膜,中膜仅有 1～2 层平滑肌(图 6-4),小动脉和微动脉被称为外周阻力血管。

三、静脉管壁的结构

静脉在输送血液回心的过程中,由细到粗逐级汇合,管壁逐渐增厚。根据管径的粗细,静脉也分大静脉、中静脉、小静脉和微静脉四级。静脉的数量比动脉多,与相应动脉相比,静脉管壁的特点如下。

（1）静脉管壁也分内膜、中膜和外膜三层,但三层界限不如动脉明显,其中外膜最厚。

（2）静脉管壁中的平滑肌和弹性组织不及动脉发达,弹性较小,且结缔组织较多,故静脉腔大,切片中静脉管壁多呈塌陷状,管腔变扁或呈不规则形。

（3）管径在 2 mm 以上的静脉常有静脉瓣。瓣膜由内膜凸入管腔折叠而成,中心是含弹性纤维的结缔组织,表面被覆内皮。瓣膜是两个半月形薄片,彼此相对,根部与内膜相

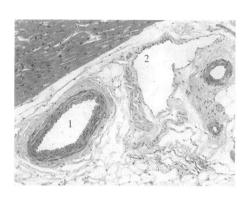

图 6-4 小动脉和小静脉

1 是小动脉；2 是小静脉

连，其游离缘朝向血流方向。静脉瓣的作用是防止血液逆流。

四、毛细血管的结构和分类

毛细血管（capillary）常分支吻合成网，故又称毛细血管网。毛细血管是管径最细、管壁最薄、数量最多、分布最广的血管，不同器官毛细血管网的疏密程度有很大差别，在代谢旺盛的器官，如骨骼肌、心肌、脑、肾等，毛细血管网很密；在代谢较低的组织中，如骨、肌腱和韧带等，毛细血管网就比较稀疏。毛细血管与周围的组织细胞距离很近，是血液与周围组织进行物质交换的部位。一个体重约 60 kg 的人，其毛细血管的总面积可达 6000 m^2，长度可达 60000 km。

（一）毛细血管的一般结构

毛细血管管径一般为 6～8 μm，管壁主要由一层内皮细胞和基膜组成，内皮细胞很薄，沿血管长轴排列，内皮基底面附于基膜上（图 6-5，图 6-6），细的毛细血管横切面由一个内皮细胞围成，较粗的毛细血管由 2～3 个内皮细胞围成，基膜外常伴有少许结缔组织，其中有成纤维细胞、巨噬细胞及肥大细胞。另外，在内皮细胞与基膜间还有一种扁平有突起的细胞，称周细胞，其突起紧贴在内皮细胞的外面，周细胞可能有支持、收缩功能，也可能是具有分化潜能的细胞，可增殖、分化为内皮细胞和成纤维细胞。

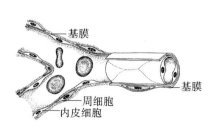

图 6-5 毛细血管光镜结构模式图

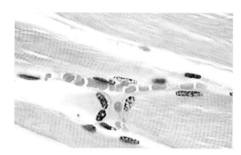

图 6-6 毛细血管

（二）毛细血管的分类

电镜下，根据内皮细胞的结构，毛细血管可分为三类（图 6-7）。

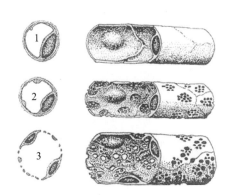

图 6-7　毛细血管电镜结构模式图
1 是连续毛细血管；2 是有孔毛细血管；3 是窦状毛细血管

1. 连续毛细血管（continuous capillary）　其主要特点是内皮细胞相互连续，细胞间有紧密连接。基膜完整。胞质中有许多吞饮小泡，吞饮小泡在细胞的游离面或基底面形成，然后转运到对侧，以胞吐的方式释放内容物，通过吞饮小泡完成物质交换。连续毛细血管多分布于结缔组织、肌组织、中枢神经系统和肺等处。

2. 有孔毛细血管（fenestrated capillary）　其特点是内皮细胞不含核的部分很薄，有许多直径为 60～80 nm，贯穿胞质的小孔，称内皮窗孔，有的小孔有隔膜封闭，内皮外有连续的基膜，通过窗孔完成物质交换。有孔毛细血管多见于胃肠黏膜、肾血管球和某些内分泌腺等处。

3. 血窦（sinusoid）　又称窦状毛细血管，血窦腔大壁薄，形状不规则。其特点是内皮细胞间隙大，有的内皮细胞有窗孔，基膜可以是连续的，也可以不完整或缺如，通过窗孔和细胞间隙完成物质交换。窦状毛细血管多分布于肝、脾、骨髓和一些内分泌腺中。

五、微循环

微循环（microcirculation）是指微动脉和微静脉之间的血液循环，是血液与组织细胞进行物质交换的场所。

第二节　心　　脏

一、心壁的结构

心壁很厚，从内向外由心内膜、心肌膜和心外膜构成（图 6-8）。

1. 心内膜（endocardium）　位于心腔内面，由内皮、内皮下层和心内膜下层组成。内皮为单层扁平上皮，内皮细胞含核的部分略厚，其余部分很薄。内皮表面光滑，有利于血液的流动。内皮下层较薄，为细密的结缔组织。心内膜下层由疏松结缔组织组成，含有小血管、神经和浦肯野纤维。

2. 心肌膜（myocardium）　主要由心肌构成，是心壁中最厚的一层。心房的心肌膜较

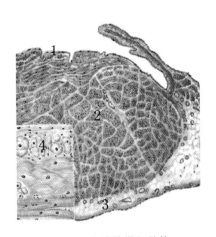

图 6-8 心壁的微细结构
1 是内皮;2 是肌层;3 是心外膜;4 是浦肯野纤维

薄,心室的心肌膜较厚,以左心室的心肌膜最厚。心肌纤维呈螺旋状排列,大致可分为内纵、中环与外斜三层。心肌纤维之间有少许结缔组织和丰富的毛细血管。

在心房和心室交界处,有较多的致密结缔组织构成支架,称心骨骼,是心肌和心瓣膜的附着处。心房和心室的肌纤维分别附着于心骨骼,两部分心肌并不相连。

> **知识链接** ----------------------------
>
> ### 心脏的内分泌功能
>
> 心肌纤维除收缩功能外,心房的肌纤维还能分泌多种生物活性物质。如心房肌纤维分泌的心房钠尿肽,有很强的利尿、排钠、扩张血管和降血压的作用。心房的心肌细胞还能合成肾素和血管紧张素,对促进心肌细胞生长,增强心肌收缩力等有重要作用。
>
> ----------------------------

3. 心外膜(epicardium) 心外膜即浆膜心包的脏层,由间皮和薄层结缔组织组成。心外膜中常含有小的血管、神经和脂肪组织。

4. 心瓣膜(cardiac valve) 位于房室口和动脉口处,是心内膜突向心腔折叠而成的薄片状结构。其表面为一层内皮,内部为致密结缔组织,与心骨骼相连。心瓣膜的作用是防止血液逆流。

> **知识链接** ----------------------------
>
> ### 风湿性心内膜炎
>
> 风湿性心内膜炎是急性风湿热时心内膜受侵所致心内膜病变,以心瓣膜损害最为主要。临床上以二尖瓣最常受累,二尖瓣和主动脉瓣联合损害次之。病变早期受累瓣膜肿胀、增厚、瓣膜闭锁缘可见单行排列的疣状赘生物。后期瓣膜纤维化、瘢痕形成,使瓣膜变硬、挛缩、粘连,腱索乳头肌粘连、挛缩,最终导致瓣膜狭窄和(或)关闭不全。

可表现为低中度发热,多汗,乏力,心悸,重者也可出现心力衰竭。

二、心脏的传导系统

心脏传导系统是心壁内由特殊心肌纤维组成的系统。其功能是能产生冲动并把冲动传导至整个心脏,使心房肌和心室肌按一定的节律收缩。它包括窦房结、房室结、房室束及其分支和浦肯野纤维。窦房结位于右心房与上腔静脉交界处的心外膜深面,其余部分均分布于心内膜深面。组成这一系统的心肌纤维,受交感神经和副交感神经支配。心脏传导系统的细胞有以下三种。

1. 起搏细胞(pacemaker cell) 简称 P 细胞,细胞较小,呈梭形或多边形,胞质内细胞器较少,有少量的肌原纤维和吞饮小泡,糖原较多。起搏细胞位于窦房结和房室结的中央。这种细胞是心肌兴奋的起搏点,故名起搏细胞。

2. 移行细胞(transitional cell) 又称结细胞,其形态结构介于起搏细胞与心肌纤维之间,呈细长形,比心肌细胞细而短,胞质内含较多的肌原纤维。结细胞主要存在于窦房结和房室结的周边及房室束,起传导冲动的作用。

3. 浦肯野纤维(Purkinje fiber) 又称束细胞(图 6-8),束细胞比心肌纤维短而粗,细胞中央有 1~2 个核,胞质中有丰富的线粒体和糖原,但肌原纤维较少。细胞之间由较发达的闰盘相连。束细胞组成房室束及其分支,末端与心肌纤维相延续,能将冲动快速传递到心室各处。

第三节 淋 巴 管

除中枢神经系统、软骨、骨和骨髓、胸腺和牙等处没有淋巴管分布外,人体中其余的组织器官大多都有淋巴管。淋巴管可分为:

一、毛细淋巴管

毛细淋巴管(lymphatic capillary)以盲端起始于组织间隙,互相吻合成网。毛细淋巴管常与毛细血管伴行。与毛细血管相比,其结构特点是管腔大而不规则,管壁很薄,仅由内皮和极薄的结缔组织构成。电镜下,毛细淋巴管内皮细胞之间有较宽的间隙,基膜很薄或不存在,故通透性较毛细血管大,大分子物质如癌细胞易于透过。

二、淋巴管

淋巴管(lymphatic vessel)其结构与静脉相似,管腔大而壁较薄。管壁由内皮、少量平滑肌和结缔组织构成,瓣膜较多。

三、淋巴导管

淋巴导管(lymphatic duct)是最大的淋巴管,其管壁结构近似大静脉,但管壁更薄,三层膜分界更不明显。

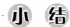

小 结

    循环系统包括心血管系统和淋巴管系统两部分。

    心血管系统包括心脏、动脉、毛细血管和静脉,其管壁可分为内膜、中膜和外膜。心壁主要由心肌组成。大动脉中膜主要是弹性膜。中小动脉中膜主要由平滑肌组成。静脉的特点是腔大壁薄,腔内有静脉瓣。毛细血管由内皮细胞、基膜和薄层结缔组织组成,根据电镜结构分连续毛细血管、有孔毛细血管和血窦三种。

    淋巴管根据结构分毛细淋巴管、淋巴管和淋巴导管。

能力检测

1. 简述大动脉和中动脉的特点及功能。
2. 简述毛细血管的分类、结构特点及功能。
3. 简述心瓣膜的结构和作用。
4. 简述心壁的构造。

(刘秀敏)

扫码看答案

第七章
免 疫 系 统

 学习目标

掌握:胸腺、淋巴结和脾的结构与功能。

熟悉:主要免疫细胞的种类与功能;淋巴组织的类型、结构和功能。

了解:免疫系统的组成与功能。

免疫系统(immune system)由免疫细胞、淋巴组织和淋巴器官构成。免疫系统的功能主要是:识别非己的抗原;识别和清除体内表面抗原变异细胞;识别和清除体内衰老死亡细胞,维持机体内环境的稳定。

第一节　主要的免疫细胞

免疫细胞(immune cell)主要指淋巴细胞,此外还有抗原呈递细胞及单核吞噬细胞系统。

一、淋巴细胞

淋巴细胞在体内分布很广,普遍存在于血液、淋巴、淋巴组织及淋巴器官内。淋巴细胞是机体内种类繁多、功能各异的一个复杂的细胞群体。据它们的发育过程、细胞膜表面标记及功能等方面的不同,可将淋巴细胞分为以下 3 种类型。

1. 胸腺依赖淋巴细胞　简称 T 细胞,是淋巴细胞中数量最多、功能最复杂的一类。T 细胞体积较小,胞质很少。胸腺将发育成熟的 T 细胞转移至外周淋巴器官或淋巴组织,经抗原刺激后,T 细胞增殖分化,大部分分化为效应 T 细胞,小部分分化为记忆 T 细胞。效应 T 细胞迅速清除抗原;记忆 T 细胞可使机体较长时间保持对某种抗原的免疫力,再次接触相同抗原时,可迅速转化增殖为大量的效应 T 细胞,主要参与细胞免疫应答。

2. 骨髓依赖淋巴细胞　简称 B 细胞,由骨髓中的淋巴造血干细胞增殖分化而成,占淋巴细胞总数的 10%~15%。初始 B 细胞受抗原刺激后增殖分化为浆细胞和少量的记忆 B

细胞,浆细胞可合成和分泌抗体,参与体液免疫。

数字资源 *系统性红斑狼疮的有关知识*

3. 自然杀伤细胞 简称 NK 细胞,数量少。它不需要抗原刺激,也不依赖抗体,可直接杀伤肿瘤细胞和某些病毒感染细胞。

二、巨噬细胞及单核吞噬细胞系统

巨噬细胞是由血液单核细胞穿出血管进入结缔组织后分化形成,广泛分布于机体。单核细胞和由其分化而来的具有吞噬功能的细胞统称**单核吞噬细胞系统**(mononuclear phagocytic system,MPS),包括结缔组织和淋巴组织中的巨噬细胞、骨组织中的破骨细胞、神经组织中的小胶质细胞、肝巨噬细胞(又称库普弗细胞)、肺巨噬细胞等,它们的共性是具有较强的吞噬能力。

三、抗原呈递细胞

抗原呈递细胞是指能捕获和处理抗原,并将抗原呈递给 T 细胞,激发后者活化、增殖的一类免疫细胞。专司抗原呈递功能的细胞主要有树突状细胞、巨噬细胞和 B 细胞。

知识链接

艾滋病

艾滋病是获得性免疫缺陷综合征(acquired immunodeficiency syndrome,AIDS)的简称。AIDS 是一种危害性极大的传染病,主要发病机制是人类免疫缺陷病毒(HIV)感染人体后,能选择性侵犯免疫系统中辅助性 T 细胞,大量破坏该细胞,导致机体免疫功能损害,常引发各种感染、肿瘤而死亡。

第二节 淋 巴 组 织

淋巴组织(lymphoid tissue)又称免疫组织,是以网状组织为支架,网孔内充满大量淋巴细胞及其他免疫细胞的免疫应答场所。淋巴组织主要分弥散淋巴组织和淋巴小结两种形态。

一、弥散淋巴组织

弥散淋巴组织无明显界限,其内除有一般的毛细血管和毛细淋巴管外,还常见**毛细血管后微静脉**(图7-1),毛细血管后微静脉内皮为单层柱状,又称**高内皮细胞小静脉**(high endothelial venule,HEV),是淋巴细胞由血液进入淋巴组织的重要通道。

二、淋巴小结

淋巴小结又称**淋巴滤泡**,呈球形小体,有明确的界限,淋巴滤泡内含有大量B细胞。淋巴小结在抗原刺激下常产生生发中心(图7-2)。无生发中心的淋巴小结较小,称初级淋巴小结;有生发中心的淋巴小结称次级淋巴小结。

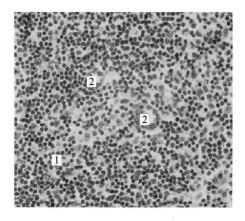

图7-1 毛细血管后微静脉光镜图
1是弥散淋巴组织;2是毛细血管后微静脉

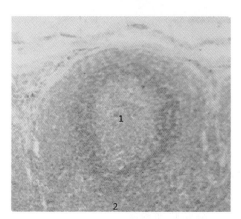

图7-2 淋巴结中的淋巴小结
1是淋巴小结的生发中心;2是弥散淋巴组织

第三节 淋巴器官

淋巴器官(lymphoid organ)可分为中枢淋巴器官和外周淋巴器官。**中枢淋巴器官**包括胸腺和骨髓,其发生与功能不受抗原刺激的影响,发生较早,出生前已基本发育完善,是形成初始T细胞、初始B细胞的场所。

外周淋巴器官包括淋巴结、脾和扁桃体等,较中枢淋巴器官发育晚。在中枢淋巴器官发育成熟的初始淋巴细胞随血液或淋巴迁入外周淋巴器官内,在抗原刺激下增殖分化为效应细胞,发生免疫应答。所以外周淋巴器官是发生免疫应答的主要场所。

一、胸腺

1. 胸腺的结构 胸腺是实质性器官,表面被覆薄层结缔组织**被膜**,被膜结缔组织伸入胸腺实质形成小叶间隔,把胸腺实质分隔成许多不完全分离的**胸腺小叶**(图7-3)。

胸腺的实质由许多胸腺小叶构成,每个胸腺小叶都有皮质和髓质两部分。**皮质**内胸腺细胞密集,着色较深;髓质内含有较多胸腺上皮细胞,着色较浅。

（1）**皮质**：以胸腺上皮细胞为支架，间隙内含有大量的胸腺细胞。**胸腺上皮细胞**又称上皮性网状细胞，多呈星形，有突起，相邻上皮细胞突起间以桥粒相连成网。胸腺上皮细胞能分泌胸腺素和胸腺生成素，为胸腺细胞发育所必需（图7-4）。

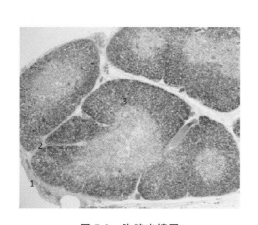

图7-3　胸腺光镜图

1是被膜；2是小叶间隔；3是胸腺小叶

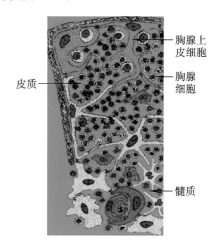

图7-4　胸腺模式图

胸腺细胞即胸腺内处于不同分化发育阶段的T细胞，主要分布在胸腺的皮质内。靠近被膜及小叶间隔周围皮质浅层的胸腺细胞较大而幼稚；皮质深层的胸腺细胞较小而成熟。在皮质内增殖的胸腺细胞仅少部分发育成熟，成为初始T细胞，具有正常的免疫应答潜能；绝大部分胸腺细胞凋亡。

（2）**髓质**：含有较多胸腺上皮细胞，初始T细胞较少（图7-5）。髓质上皮细胞呈多边形，胞体较大，也能分泌胸腺素，部分胸腺上皮细胞构成**胸腺小体**（thymic corpuscle）。**胸腺小体**是胸腺髓质的特征性结构，由数层胸腺上皮细胞呈同心圆状排列而成。**胸腺小体**外周的上皮细胞的细胞核明显；近小体中心的上皮细胞核逐渐退化，小体中心的上皮细胞已经完全角化（图7-6）。胸腺小体功能仍未完全阐明。

血-胸腺屏障是指胸腺皮质的毛细血管及其周围的结构，由连续毛细血管内皮及基膜、血管周隙（内含巨噬细胞）、胸腺上皮细胞的基膜及胸腺上皮细胞组成（图7-7）。血-胸腺屏障能阻止血液中大分子抗原物质进入胸腺皮质内，对维持胸腺内环境的稳定、保证胸腺细胞的正常发育起着极其重要的作用。

2. 胸腺的功能　胸腺上皮细胞分泌胸腺素和胸腺生成素等，促进胸腺细胞增殖、发育、成熟；胸腺是培育T细胞的场所，切除胸腺的新生小鼠，丧失细胞免疫应答能力，机体产生抗体的能力也显著下降。

二、淋巴结

淋巴结一侧凹陷称门部，有血管和输出淋巴管穿出；淋巴结表面有薄层结缔组织构成的**被膜**，数条输入淋巴管穿越被膜与被膜下淋巴窦相连。

1. 淋巴结的结构　被膜结缔组织伸入淋巴结实质内形成相互连接的小梁，小梁构成淋巴结的支架，血管走行其内。淋巴结的实质分皮质和髓质两部分（图7-8）。

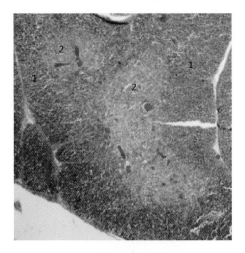

图 7-5 胸腺实质光镜图

1是皮质;2是髓质

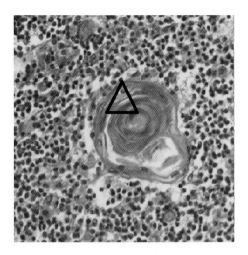

图 7-6 胸腺髓质高倍镜图

△是胸腺小体

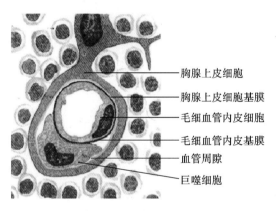

胸腺上皮细胞
胸腺上皮细胞基膜
毛细血管内皮细胞
毛细血管内皮基膜
血管周隙
巨噬细胞

图 7-7 血-胸腺屏障模式图

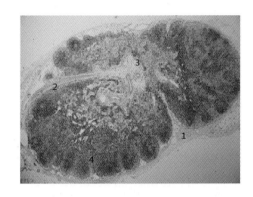

图 7-8 淋巴结光镜图

1是被膜;2是小梁;3是髓质;4是皮质

（1）皮质：位于被膜下方，由浅层皮质、副皮质区和皮质淋巴窦构成。

浅层皮质：位于被膜下方，含淋巴小结和小结间的弥散淋巴组织，为 B 细胞区。

副皮质区：位于皮质深层，为大片的弥散淋巴组织，主要为 T 细胞，故又称胸腺依赖区。此外，副皮质区内有许多毛细血管后微静脉，是血液中淋巴细胞进入副皮质区的重要通道。

皮质淋巴窦：包括被膜下窦和小梁周窦，二者相互通连。淋巴窦的窦壁由内皮细胞围成，窦腔内有星状内皮细胞支撑，其间有巨噬细胞附着于内皮细胞。

（2）髓质：由髓索和其间的髓窦组成。**髓索**由条索状淋巴组织构成，主要含有浆细胞、B 细胞和巨噬细胞。**髓窦**位于髓索之间，结构同皮质淋巴窦相似，但腔内巨噬细胞较多，故有较强的滤过功能。

淋巴从输入淋巴管进入皮质淋巴窦，部分渗入皮质淋巴组织，然后渗入髓窦，部分淋巴经小梁周窦直接进入髓窦，继而汇入输出淋巴管出此淋巴结。

淋巴细胞再循环 外周淋巴器官和淋巴组织内的淋巴细胞可经淋巴管进入血液循环

于全身,它们通过毛细血管后微静脉再进入淋巴组织或外周淋巴器官内,如此周而复始,使淋巴细胞从一个淋巴器官到另一个淋巴器官,从一处淋巴组织到另一处淋巴组织,这种现象称为淋巴细胞再循环。淋巴细胞再循环有利于识别抗原,促进细胞间的协作,并使分散于全身的淋巴细胞成为一个相互关联的统一体。

2．淋巴结的功能

（1）**滤过淋巴液**：淋巴内的异物或细菌等抗原物质一旦进入淋巴窦,将被窦腔内的巨噬细胞吞噬清除。

（2）**参与免疫应答**：淋巴结内的巨噬细胞等细胞捕获和处理抗原物质后,将其呈递给有相应抗原受体的淋巴细胞,引发细胞免疫。B 细胞在接触抗原后,在一些 T 细胞辅助下增殖分化,皮质中淋巴小结增多增大,髓索中浆细胞也增多,输出淋巴管中抗体明显升高。淋巴结内细胞免疫应答和体液免疫应答常同时发生。

三、脾

脾是胚胎时期的造血器官,自骨髓开始造血后,脾逐渐演变成人体最大的淋巴器官。

1．脾的结构 脾的表面覆盖一层结缔组织称为**被膜**,被膜的表面覆有间皮。被膜结缔组织伸入脾实质形成小梁,内含血管、神经和淋巴管。被膜和小梁结缔组织内含有丰富的弹性纤维和散在的平滑肌,可调节脾的含血量。脾的实质分白髓和红髓(图 7-9)。

（1）**白髓**：散在分布于脾实质内,由**动脉周围淋巴鞘、淋巴小结**和**边缘区**构成。

动脉周围淋巴鞘：中央动脉周围有厚层的弥散淋巴组织(图 7-10),主要含大量 T 细胞和少量巨噬细胞等,相当于淋巴结的副皮质区,但无毛细血管后微静脉。

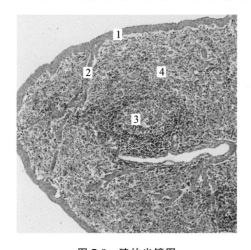

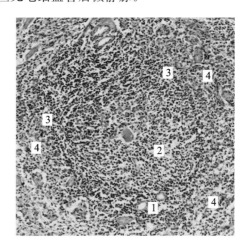

图 7-9　脾的光镜图

1 是被膜;2 是小梁;3 是白髓;4 是红髓

图 7-10　脾的实质光镜图

1 是动脉周围淋巴鞘;2 是淋巴小结;
3 是边缘区;4 是红髓

淋巴小结：常位于动脉周围淋巴鞘的一侧,主要由大量 B 细胞构成。健康人脾内脾小结较少,当抗原侵入时,淋巴小结数量剧增。

边缘区：位于在白髓与红髓交界处的狭窄区域,内含 T 细胞、B 细胞和较多巨噬细胞。中央动脉的侧支末端常在此区膨大,形成小血窦,称边缘窦,是血液内抗原及淋巴细胞进入白髓的通道。

（2）**红髓**：位于被膜、小梁及白髓之间，可分为**脾索**和**脾血窦**。

脾索：为富含血细胞的条索状淋巴组织，脾索内含较多 B 细胞、浆细胞和巨噬细胞等，是脾进行滤血的主要场所。

脾血窦：形态不规则，窦壁内皮细胞呈长杆状纵向排列，内皮外有不完整的基膜及少量环行网状纤维围绕，横切面上，可见内皮细胞核突入窦腔（图 7-11）。

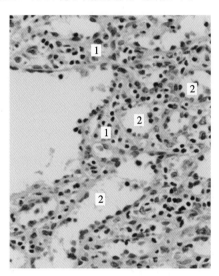

图 7-11　人脾红髓光镜图

1 是脾索；2 是脾血窦

脾动脉由脾门进入脾后，分支形成小梁动脉，小梁动脉分支进入白髓为中央动脉，中央动脉分支穿出白髓，一部分直行开口于脾索或脾血窦，称之为笔毛动脉；另一部分直接开口于边缘区为边缘窦。脾血窦汇合进入小梁静脉，再经脾门汇合为脾静脉出脾。

2. 脾的功能

（1）**滤血**：脾脏是清除进入血液的抗原的主要器官。脾功能亢进时，红细胞破坏过多可导致贫血。

（2）**储血**：脾血窦内约可储 40 mL 的血液，当机体需要时，被膜和小梁内的平滑肌收缩，可迅速将储存的血液释放入血液循环。

（3）**造血**：在胚胎早期脾有造血功能，成年后脾内仍有少量造血干细胞，当机体严重失血或某些病理状态下，脾可恢复造血功能。

（4）**免疫应答**：脾内含有大量的淋巴细胞和巨噬细胞，是对血源性抗原物质产生免疫应答的部位。当脾内发生免疫应答时，脾内淋巴小结增多增大，脾索内浆细胞增多；动脉周围淋巴鞘显著增厚，脾的体积增大。

四、扁桃体

扁桃体包括腭扁桃体、咽扁桃体、舌扁桃体等。它们相同的结构特点是在复层扁平上皮下固有层内含有大量淋巴组织。

其中腭扁桃体最大,呈扁卵圆形,黏膜表面复层扁平上皮向下陷入形成数十个隐窝。隐窝上皮内含有淋巴细胞、浆细胞、巨噬细胞等。在上皮细胞之间有许多间隙和通道,它们相互连通并开口于隐窝上皮表面的小凹陷,淋巴细胞就充塞于这些通道内。

扁桃体于咽黏膜内分散的淋巴组织共同构成咽淋巴环,成为机体的重要防线。

小 结

免疫系统由主要的免疫细胞、淋巴组织、淋巴器官等组成。淋巴细胞是最主要的免疫细胞,此外还有巨噬细胞、浆细胞、中性粒细胞、单核吞噬细胞系统等。淋巴组织主要有弥散淋巴组织和淋巴小结两种形态,前者无明显界限,后者界限清晰;淋巴组织是构成外周淋巴器官的主要成分。淋巴器官分为中枢淋巴器官和外周淋巴器官。胸腺是中枢淋巴器官,主要含有大量胸腺细胞和胸腺上皮细胞;胸腺上皮细胞能分泌胸腺素和胸腺生成素,促进胸腺细胞分化发育为 T 细胞。淋巴结和脾属于外周淋巴器官,结构上都包括被膜、小梁和实质。不同的是脾的被膜和小梁中含平滑肌较多,淋巴结被膜中无平滑肌;淋巴结的实质分为皮质和髓质,皮质淋巴窦和髓窦为淋巴窦,其内流动的为淋巴;脾的实质分白髓和红髓,脾血窦为血窦,其内为血液。

能力检测

1. 简述淋巴组织的类型及主要特点。
2. 简述淋巴结的结构及功能。
3. 简述脾的结构及功能。

(王 伟)

扫码看答案

第八章
内分泌系统

 学习目标

掌握：甲状腺滤泡上皮细胞和滤泡旁细胞的组织结构及功能；肾上腺皮质的组织结构及功能；垂体远侧部细胞分类、结构与功能。

熟悉：甲状旁腺的结构与功能；肾上腺髓质细胞的结构特点与功能；神经垂体的结构、功能及与下丘脑的关系。

了解：甲状腺激素的合成及分泌过程；垂体门脉系统的组成及意义。

内分泌系统（endocrine system）是机体重要的调节系统，它与神经系统相辅相成，共同调节机体的生长发育和代谢等，维持内环境的稳定。内分泌系统由内分泌腺和分布于其他器官的内分泌细胞组成。

内分泌腺是指结构上独立存在、肉眼可见的器官，包括甲状腺、甲状旁腺、肾上腺、垂体和松果体等。内分泌腺的组织结构有一些共同的特点：①腺细胞常排列成索状、团状或囊泡状；②内分泌腺无导管；③腺组织中有丰富的毛细血管和毛细淋巴管。

分布于其他器官内的内分泌细胞有两种存在形式：①以细胞团的形式存在于其他器官内，如胰腺中的胰岛、睾丸中的间质细胞、卵巢中的黄体等；②单个分散在其他器官内，如APUD细胞，可分布在胃肠道、呼吸道和泌尿生殖道等处。

内分泌细胞的分泌物称激素（hormone）。激素按其化学性质分为含氮激素（包括氨基酸衍生物、胺类、肽类和蛋白质类激素）和类固醇激素两大类。分泌含氮激素细胞的超微结构特点：胞质内含有粗面内质网、高尔基复合体及有膜包被的分泌颗粒，细胞通过出胞作用释放激素。分泌类固醇激素细胞的超微结构特点：胞质内含有丰富的滑面内质网和较多的管泡状嵴线粒体及较多的脂滴（内含的胆固醇为合成激素的原料），所合成的激素不形成分泌颗粒，而是以扩散方式透过细胞膜释放。

每种激素作用于一定器官或器官内的某类细胞，称为激素的靶器官（target organ）或靶细胞（target cell）。靶细胞具有与相应激素相结合的受体，受体与其相应激素结合后产生效应。含氮激素受体位于靶细胞的质膜上，而类固醇激素受体一般位于靶细胞的胞质内。

第一节 甲 状 腺

　　甲状腺分左右两叶,中间以峡部相连,成人的甲状腺重 20～40 g。甲状腺表面包有薄层结缔组织被膜,结缔组织伸入腺实质,将其分成许多大小不等的小叶,小叶内含有甲状腺滤泡,滤泡间的结缔组织内有丰富的有孔毛细血管和单个或成群分布的滤泡旁细胞(图8-1)。

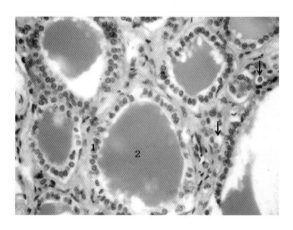

图 8-1　甲状腺高倍光镜像
1 是滤泡上皮细胞;2 是胶质;↓示滤泡旁细胞

一、甲状腺滤泡

　　滤泡(follicle)大小不等,由单层滤泡上皮细胞(follicular epithelial cell)围成,滤泡腔内充满透明的胶质(colloid)。滤泡上皮细胞一般为立方形,因功能状态不同而有形态变化,在功能活跃时,细胞增高呈柱状,腔内胶质减少;反之,细胞变矮呈扁平状,腔内胶质增多。胶质是滤泡上皮细胞的分泌物,在切片上呈均质状,嗜酸性,它是一种糖蛋白,主要成分为碘化的甲状腺球蛋白(图8-2)。电镜下,滤泡上皮细胞游离面有微绒毛,胞质内有各种细胞器,顶部胞质内可见体积较小的分泌颗粒,还有经胞吞作用形成的胶质小泡(图8-2)。

　　甲状腺滤泡上皮细胞合成和分泌甲状腺激素(thyroid hormone),经过合成、储存、碘化、重吸收、分解和释放入血等步骤。滤泡上皮细胞从血中摄取酪氨酸等氨基酸,在粗面内质网合成甲状腺球蛋白的前体,继而在高尔基复合体加糖基,并浓缩形成分泌颗粒,再以胞吐方式排放到滤泡腔内储存。滤泡上皮细胞能从血中摄取碘离子,碘离子在过氧化物酶的作用下活化,再进入滤泡腔与甲状腺球蛋白结合成碘化的甲状腺球蛋白。滤泡上皮细胞在腺垂体分泌的促甲状腺激素的作用下,以胞吞方式将滤泡腔内的碘化甲状腺球蛋白再吸收入胞质,成为胶质小泡。胶质小泡与溶酶体融合后,小泡内的甲状腺球蛋白被水解酶分解成为大量四碘甲腺原氨酸(T_4,即甲状腺素 thyroxine)和少量三碘甲腺原氨酸(T_3)。T_3和T_4经细胞基底部释放入毛细血管内(图8-2)。T_3和T_4的主要功能是促进机体的新陈代谢,

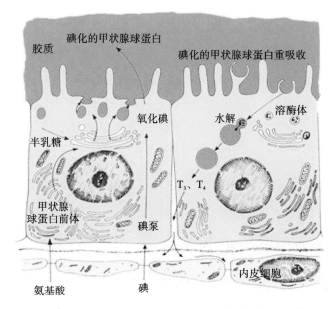

图 8-2 甲状腺滤泡上皮细胞超微结构及激素合成与分泌模式图

提高神经兴奋性,促进生长发育,尤其对婴幼儿的骨骼和中枢神经系统发育影响较大。小儿甲状腺功能低下,不仅身材矮小,而且脑发育障碍,导致呆小症。

二、滤泡旁细胞

滤泡旁细胞(parafollicular cell)又称 C 细胞,位于滤泡之间和滤泡上皮细胞之间(图 8-1)。细胞稍大,在 HE 染色切片中胞质着色略淡,银染法可见胞质内有嗜银颗粒(图 8-3)。电镜下,滤泡旁细胞胞质内有分泌颗粒,颗粒内的降钙素(calcitonin)是一种多肽,能促进成骨细胞的活动,使骨盐沉着于类骨质,并抑制胃肠道和肾小管吸收钙离子,而使血钙下降。

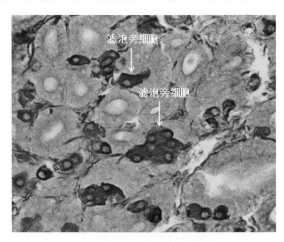

图 8-3 滤泡旁细胞(银染法)

第二节 甲状旁腺

甲状旁腺位于甲状腺左、右叶后面的被膜内,上、下各一对。成人甲状旁腺呈棕黄色的扁椭圆形。甲状旁腺表面包有薄层结缔组织被膜,腺细胞排列成团索状,其间富含有孔毛细血管及少量结缔组织,还可见散在脂肪细胞,并随年龄增长而增多。腺细胞可分为主细胞和嗜酸性细胞两种(图 8-4)。

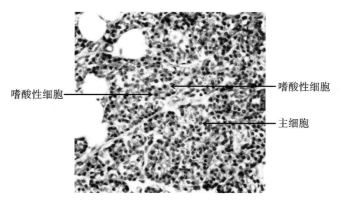

嗜酸性细胞

嗜酸性细胞

主细胞

图 8-4 甲状旁腺

一、主细胞

主细胞(chief cell)数量较多,为腺实质的主体。细胞呈圆形或多边形;核圆,位于细胞中央;HE染色切片中胞质着色浅。电镜下,胞质内富含粗面内质网、高尔基复合体和分泌颗粒。

主细胞的功能是分泌甲状旁腺激素(parathyroid hormone)。甲状旁腺激素是肽类激素,其可增强破骨细胞的溶骨作用,使钙入血,并能促进肠及肾小管吸收钙,从而使血钙升高。

二、嗜酸性细胞

嗜酸性细胞(acidophilic cell),人从 7~10 岁开始出现,并随年龄而增多。细胞常单个或成群分布于主细胞之间,体积较主细胞大;核较小;胞质内含许多嗜酸性颗粒,故呈强嗜酸性。电镜下,嗜酸性颗粒乃是线粒体,且无分泌颗粒,其他细胞器也不发达。此细胞的功能尚不清楚。

第三节 肾 上 腺

肾上腺(adrenal gland)位于肾的上方,右侧肾上腺呈三角形,左侧似半月形。成人每侧肾上腺重4～5 g。肾上腺表面包以结缔组织被膜,少量结缔组织伴随血管和神经伸入腺实质内。肾上腺实质由周边的皮质和中央的髓质两部分构成。皮质的腺细胞具有分泌类固醇激素细胞的结构特点,即含有丰富的滑面内质网,呈管泡状嵴线粒体以及较多的脂滴。髓质的腺细胞具有分泌含氮类激素细胞的结构特点,即含有丰富的粗面内质网、发达的高尔基复合体以及有膜包被的分泌颗粒。

一、皮质

皮质占肾上腺体积的80%～90%,根据皮质细胞的形态结构和排列方式等特征,由外向内可分为球状带、束状带和网状带(图8-5)。

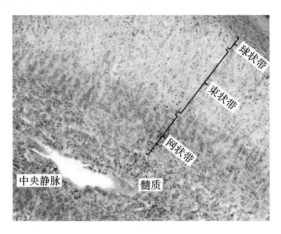

图 8-5　肾上腺低倍光镜像

1. 球状带　球状带(zona glomerulosa)位于被膜下方,较薄(图8-6)。细胞排列成球状细胞团,细胞团之间为窦状毛细血管和少量结缔组织。细胞较小,呈矮柱状或锥形,核小染色深,胞质较少,内含少量脂滴。球状带细胞分泌盐皮质激素,如醛固酮等,它能促进肾远曲小管和集合小管重吸收 Na^+ 及排出 K^+,维持水盐代谢平衡。盐皮质激素的产生受肾素-血管紧张素系统的调节。

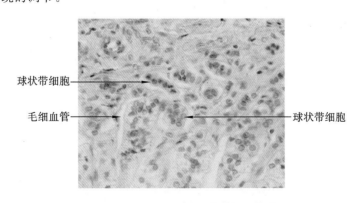

图 8-6　肾上腺皮质球状带高倍光镜像

2. 束状带　束状带(zona fasciculata)位于球状带的深面,是皮质中最厚的部分(图

8-7）。细胞较大，呈多边形，排列成单行或双行细胞索，索间为窦状毛细血管和少量结缔组织；胞核圆形，较大，着色浅。胞质内含有大量的脂滴，在 HE 染色标本中，因脂滴被溶解，故呈空泡状。束状带细胞分泌糖皮质激素，主要为皮质醇和皮质酮，可促使蛋白质及脂肪分解并转变成糖（糖异生），还有抑制免疫应答及抗炎症等作用。束状带细胞受腺垂体细胞分泌的促肾上腺皮质激素的调节。

数字资源 ---------- Cushing 综合征 ----------

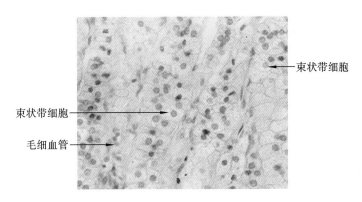

图 8-7　肾上腺皮质束状带高倍光镜像

3. 网状带 网状带（zona reticularis）位于皮质的最内层，与髓质交界处参差不齐（图8-8），细胞排列成索条状并相互吻合成网，网眼间为窦状毛细血管和少量结缔组织。网状带细胞较束状带细胞小；胞核也小，着色较深；胞质内含较多脂褐素和少量脂滴，因而染色较束状带深。网状带细胞主要分泌雄激素和少量雌激素。

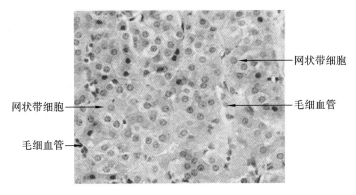

图 8-8　肾上腺皮质网状带高倍光镜像

二、髓质

髓质主要由排列成索或团的髓质细胞组成,其间为窦状毛细血管和少量结缔组织。髓质细胞呈多边形,如用含铬盐的固定液固定标本,胞质内呈现出黄褐色的嗜铬颗粒,因而髓质细胞又称为嗜铬细胞(chromaffin cell)。另外,髓质内还有少量交感神经节细胞,胞体较大,散在分布于髓质内(图 8-9)。

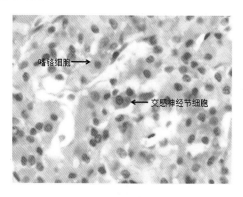

图 8-9　肾上腺髓质高倍光镜像

电镜下,髓质细胞内含有许多膜包颗粒,根据颗粒内含物质的不同,髓质细胞分为两种。一种为肾上腺素细胞,颗粒内含肾上腺素(adrenaline);另一种为去甲肾上腺素细胞,颗粒内含去甲肾上腺素(noradrenaline)。肾上腺素和去甲肾上腺素为儿茶酚胺类物质。交感神经节前纤维可与髓质细胞形成突触,节前纤维末梢释放乙酰胆碱作用于髓质细胞,引起髓质细胞释放肾上腺素或去甲肾上腺素入血。肾上腺素使心率加快、心脏和骨骼肌的血管扩张;去甲肾上腺素使血压增高,心脏、脑和骨骼肌内的血流加速。近年来还发现肾上腺髓质细胞还能释放多种生物活性物质,如 P 物质、血管活性多肽等。

第四节　垂　体

垂体(hypophysis)位于蝶鞍垂体窝内,表面包以结缔组织被膜。垂体由腺垂体和神经垂体两部分组成,神经垂体分为神经部和漏斗两部分,漏斗与下丘脑相连,漏斗又分为正中隆起和漏斗柄。腺垂体分为远侧部、中间部及结节部三部分。远侧部最大,中间部位于远侧部和神经部之间,结节部围在漏斗周围(表 8-1,图 8-10),远侧部又称前叶,神经部和中间部合称后叶。

表 8-1　垂体的分类

$$
垂体
\begin{cases}
腺垂体
\begin{cases}
远侧部——前叶 \\
结节部 \\
中间部
\end{cases}
\Big\}后叶 \\[2ex]
神经垂体
\begin{cases}
神经部 \\
漏斗
\end{cases}
\end{cases}
$$

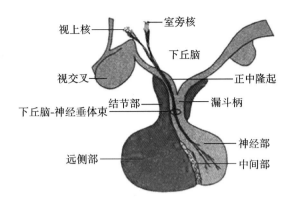

图 8-10 垂体（矢状切面）

一、腺垂体

1. 远侧部 远侧部（pars distalis）的腺细胞排列成团索状，少数围成小滤泡，细胞间具有丰富的窦状毛细血管和少量结缔组织。在 HE 染色切片中，依据腺细胞着色的差异，可将其分为嗜色细胞和嫌色细胞两大类。嗜色细胞又分为嗜酸性细胞和嗜碱性细胞两种（图 8-11）。应用电镜免疫细胞化学技术，可观察到各种腺细胞均具有分泌含氮类激素细胞的结构特点。可以根据各类腺细胞胞质内颗粒的形态结构、数量及所含激素的性质不同，将各种分泌不同激素的细胞区分开来，并以其分泌的激素来命名。

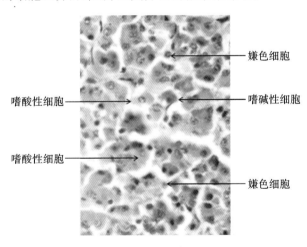

图 8-11 垂体远侧部高倍光镜像

（1）**嗜酸性细胞**（acidophilic cell）：约占远侧部腺细胞总数的 40%，细胞呈圆形或椭圆形，胞质内含嗜酸性颗粒，一般较嗜碱性细胞的颗粒大（图 8-11）。根据分泌激素的不同，嗜酸性细胞分两种：

①**生长激素细胞**：数量较多，电镜下见胞质内含大量电子密度高的分泌颗粒。此细胞合成和释放的生长激素（growth hormone，GH）能促进体内多种代谢过程，尤能刺激骺软骨生长，使骨增长。在儿童时期，生长激素分泌不足可引起侏儒症，分泌过多可引起巨人症，成人则发生肢端肥大症。

②**催乳素细胞**：男性、女性的垂体内均有此种细胞，但在女性较多，在妊娠和哺乳期，细胞数量增多并增大。电镜下，分泌颗粒较粗大，呈椭圆形或不规则形。此细胞分泌的催乳素（prolactin，PRL）能促进乳腺发育和乳汁分泌。

（2）**嗜碱性细胞**（basophilic cell）：约占远侧部腺细胞总数的 10％，细胞呈椭圆形或多边形，大小不等，胞质内含嗜碱性颗粒（图 8-11）。颗粒内含糖蛋白类激素，过碘酸希夫反应（PAS 反应）呈阳性，嗜碱性细胞分为以下三种：

①**促甲状腺激素细胞**：细胞呈多角形，颗粒较小且少，多分布在胞质边缘。此细胞分泌促甲状腺激素（thyrotropin 或 thyroid-stimulating hormone，TSH），能促进甲状腺激素的合成和释放。

②**促性腺激素细胞**：细胞多且体积较大，呈圆形或椭圆形，胞质内含有圆形且致密的颗粒。该细胞分泌卵泡刺激素（follicle-stimulating hormone，FSH）和黄体生成素（luteinizing hormone，LH）。应用电镜免疫细胞化学技术，发现上述两种激素共同存在于同一细胞的分泌颗粒内。卵泡刺激素在女性促进卵泡的发育，在男性则刺激生精小管的支持细胞合成雄激素结合蛋白；黄体生成素在女性促进排卵和黄体形成，在男性则刺激睾丸间质细胞分泌雄激素，故又称间质细胞刺激素（interstitial cell stimulating hormone，ICSH）。

③**促肾上腺皮质激素细胞**：细胞形态不规则，胞质内的分泌颗粒稍大，此细胞分泌促肾上腺皮质激素（adrenocorticotropic hormone，ACTH）和促脂解素（lipotropic hormone，LPH）。前者促进肾上腺皮质分泌糖皮质激素，后者作用于脂肪细胞，使其产生脂肪酸。

（3）**嫌色细胞**（chromophobe cell）：数量最多，约占远侧部细胞的 50％，细胞体积小，呈圆形或多角形，胞质着色浅，故细胞界限不清楚（图 8-11）。电镜下，部分嫌色细胞胞质内含少量分泌颗粒，因此，有学者认为这些细胞可能是嗜色细胞的前体，或是它们的脱颗粒状态。

2. 中间部　中间部（pars intermedia）只占垂体的 2％左右，可见嫌色细胞和嗜碱性细胞。另外，还有一些大小不等的滤泡，滤泡腔内含有胶质（图 8-12）。鱼类和两栖类中间部能分泌促黑素细胞激素（melanocyte-stimulating hormone，MSH），有调节表皮内黑素细胞合成黑色素的作用。

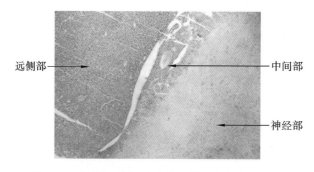

图 8-12　垂体远侧部、中间部及神经部低倍光镜像

3. 结节部　结节部（pars tuberalis）包围着神经垂体的漏斗，在漏斗的前方较厚，后方较薄或缺如，此部含有丰富的纵向毛细血管，腺细胞呈索状纵向排列于血管之间，主要是嫌色细胞，其间有少数嗜酸性和嗜碱性细胞。此处的嗜碱性细胞分泌促性腺激素（FSH 和

LH)。

4.腺垂体的血管分布 腺垂体主要由大脑基底动脉发出的垂体上动脉供应,垂体上动脉从结节部上端进入神经垂体的漏斗,在该处形成袢样的窦状毛细血管网,称初级毛细血管网,这些毛细血管网汇集成数条垂体门微静脉,下行进入远侧部,再次形成窦状毛细血管网,称次级毛细血管网。垂体门微静脉及其两端的毛细血管网共同构成垂体门脉系统(hypophyseal portal system)。远侧部的毛细血管最后汇集成小静脉注入垂体周围的静脉窦(图 8-13)。

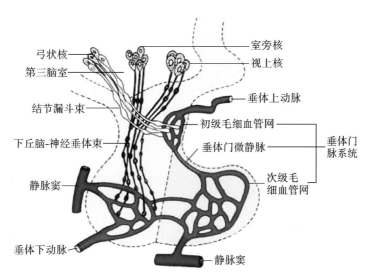

图 8-13 下丘脑与垂体的关系及血管分布模式图

5. 下丘脑与腺垂体的关系 下丘脑弓状核等一些神经内分泌细胞,其轴突伸至垂体漏斗,细胞合成的多种激素经轴突释放入漏斗处的初级毛细血管网内,继而经垂体门微静脉输至远侧部的次级毛细血管网,这些激素分别调节远侧部各种腺细胞的分泌活动(图8-13)。其中对腺细胞分泌起促进作用的激素,称释放激素(releasing hormone,RH)。对腺细胞起抑制作用的激素,则称为释放抑制激素(release inhibiting hormone,RIH)。由此可见,下丘脑通过所产生的释放激素和释放抑制激素,经垂体门脉系统,调节腺垂体内各种细胞的分泌活动,因而,将此称为下丘脑-腺垂系。反之,腺垂体产生的各种激素又可通过垂体血液环流,到达下丘脑,反馈影响其功能活动。

二、神经垂体

神经垂体与下丘脑直接相连,因此两者是结构和功能的统一体。神经垂体主要由无髓神经纤维和神经胶质细胞组成,并含有较丰富的窦状毛细血管。神经垂体的无髓神经纤维主要来源于下丘脑的视上核和室旁核,这些神经元具有内分泌功能,故称神经内分泌细胞,其轴突经漏斗直抵神经垂体,形成下丘脑-神经垂体束(图8-13)。视上核和室旁核除具有一般神经元的结构外,胞体内还含有许多分泌颗粒,分泌颗粒沿细胞的轴突运输到神经垂体,储存于神经末梢,当机体需要时,释放入血。光镜下可见神经垂体内有大小不等的嗜酸性团块,称赫林体(Herring body),即为轴突内分泌颗粒大量聚集所成的结构(图8-14)。

视上核合成和分泌加压素(vasopressin),能使小动脉平滑肌收缩,血压升高,同时可促进肾远曲小管和集合小管重吸收水,减少尿量,所以加压素又称为抗利尿激素(antidiuretic hormone,ADH);室旁核合成和分泌催产素(oxytocin),可引起妊娠子宫平滑肌收缩,并促进乳腺分泌。

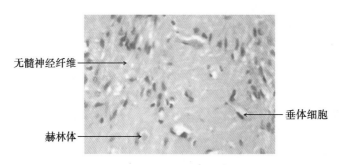

图 8-14　神经垂体神经部光镜像

神经垂体内的神经胶质细胞又称垂体细胞(pituicyte),细胞的形状和大小不一,对神经纤维起支持和营养的作用,并对激素的释放起到调节作用。

知识链接

尿　崩　症

尿崩症是由于抗利尿激素(ADH)功能异常而引起的一组症候群。分为中枢性尿崩症和肾性尿崩症。中枢性尿崩症是由于 ADH 分泌不足所造成。肾性尿崩症是由于肾对 ADH 的反应不敏感所造成。多饮、多尿、烦渴、低比重尿和低渗尿为其主要特点。创伤、肿瘤、手术等原因可引起下丘脑、垂体柄和垂体后叶损伤,从而引起精氨酸血管加压素合成、转运和分泌不足,从而造成中枢性尿崩症。有一种家族性 X 连锁遗传性疾病,患者 X 染色体长臂 Xq28 部位存在异常基因,使其对精氨酸血管加压素不敏感,因而可引起肾性尿崩症。

第五节　弥散神经内分泌系统

人体除了独立的内分泌腺外,在许多器官中还存在大量散在的内分泌细胞,这些细胞通过摄取胺的前体,并使其脱羧后产生胺类产物,故将这些细胞统称为胺前体摄取及脱羧细胞(amine precursor uptake and decarboxylation cell,APUD 细胞)。

随着 APUD 细胞研究的不断深入,发现许多 APUD 细胞不仅产生胺,而且还产生肽,有的细胞则只产生肽;并且随着 APUD 细胞类型和分布的不断扩展,发现神经系统内的许多神经元也合成和分泌与 APUD 细胞相同的胺和(或)肽类物质。因此学者们提出,将这些具有分泌功能的神经元和 APUD 细胞统称为弥散神经内分泌系统(diffuse neuroendocrine system,DNES)。

小 结

内分泌系统由内分泌腺和分散在其他器官内的内分泌细胞组成。

甲状腺主要由甲状腺滤泡和滤泡旁细胞组成。滤泡由滤泡壁和滤泡腔组成。滤泡壁主要由滤泡上皮细胞组成,其可分泌甲状腺激素,滤泡旁细胞位于滤泡之间,可分泌降钙素。甲状旁腺的主细胞分泌甲状旁腺激素。

肾上腺实质由皮质和髓质构成。皮质分为球状带、束状带和网状带。球状带细胞分泌盐皮质激素;束状带细胞分泌糖皮质激素;网状带细胞分泌雄激素和少量雌激素。髓质细胞又称嗜铬细胞,可分泌肾上腺素和去甲肾上腺素。

垂体由腺垂体和神经垂体构成。腺垂体主要含有嗜酸性细胞、嗜碱性细胞和嫌色细胞三种腺细胞。嗜酸性细胞可分泌生长激素和催乳素;嗜碱性细胞可分泌促甲状腺激素、促肾上腺皮质激素、卵泡刺激素和黄体生成素;嫌色细胞功能不明确。神经垂体由无髓神经纤维和垂体细胞组成,无分泌功能,但可贮存和释放两种激素:抗利尿激素和催产素。

能力检测

1. 简述甲状腺滤泡上皮细胞的光镜、电镜结构与功能。
2. 简述肾上腺皮质的分部及各部所分泌激素的作用。
3. 简述腺垂体远侧部细胞的分类、结构与功能。
4. 简述垂体与下丘脑的关系。

（王忠华）

扫码看答案

第九章
眼 和 耳

学习目标

掌握：视网膜、角膜的结构和功能特点；螺旋器、位觉斑和壶腹嵴的结构特点和功能。

熟悉：眼球壁的分层；房水的产生和回流；骨迷路的结构特点和功能。

了解：眼睑的结构和功能；外耳和中耳的结构；听觉产生的过程。

第一节　眼

眼（eye）是视觉器官，由眼球和眼附属器官两部分构成。前者由**眼球壁**（eye ball）和眼内容物组成（图 9-1）；后者主要包括眼睑、眼外肌和泪器等。

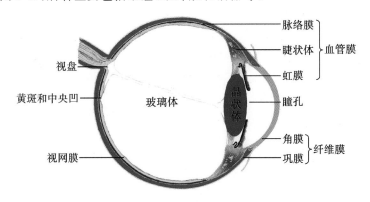

图 9-1　眼球结构模式图

一、眼球壁

眼球壁由外至内可分为纤维膜、血管膜和视网膜。纤维膜主要由致密结缔组织组成，前端为透明的角膜,后端为巩膜。血管膜为含有大量血管和色素细胞的疏松结缔组织,具有营养和遮光等作用,从前至后可分为虹膜、睫状体和脉络膜 3 部分。视网膜位于眼球壁最内层,来源于神经外胚层,根据有无感光功能分为视部与盲部。

1. 角膜(cornea)　占纤维膜的前 1/6,为透明的圆盘状结构,略向前突,中央较薄,周边较厚,有屈光作用。角膜从前向后分为角膜上皮、前界层、角膜基质、后界层和角膜内皮 5层(图 9-2)。

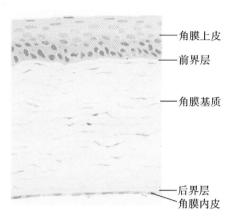

图 9-2　角膜光镜图

（1）**角膜上皮**(corneal epithelium):为未角化的复层扁平上皮,由 5～6 层排列整齐的细胞构成;基底部平坦,基底层为一层矮柱状细胞,中间层细胞为多边形细胞,表层的细胞为扁平细胞;角膜表面平整光滑。上皮内有丰富的游离神经末梢,感觉敏锐。

（2）**前界层**(anterior limiting lamina):为不含细胞的薄层透明均质膜,含基质和胶原原纤维,此层损伤后一般不能再生。

（3）**角膜基质**(corneal stroma):约占角膜全厚度的 9/10,由不含血管的规则致密结缔组织组成,其中的胶原原纤维平行排列构成胶原板层,相邻板层的胶原原纤维互相垂直(图 9-2)。胶原板层之间散在分布着扁平、多突起的成纤维细胞,它们能产生纤维和基质。

（4）**后界层**(posterior limiting lamina):由角膜内皮分泌物形成,含基质和胶原原纤维,该层可随年龄增长而逐渐增厚。

（5）**角膜内皮**(corneal endothelium):为单层扁平或立方上皮。角膜内皮细胞不能再生,细胞密度随年龄增长而降低。

数字资源 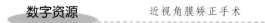 近视角膜矫正手术

2. 巩膜(sclera)　占纤维膜的 5/6,主要由致密结缔组织构成,具有保护眼球内容物和维持眼球形态的作用。与角膜交界处的内侧,巩膜向前内侧稍凸起,形成一环行嵴状突起,

称**巩膜距**(scleral spur),是小梁网和睫状肌的附着部位。

3. 角膜缘(corneal limbus) 角膜缘为角膜与巩膜的带状移行区域,环绕角膜周边,宽1～2 mm。角膜缘上皮不同于角膜上皮和结膜上皮。角膜缘上皮细胞通常超过10层,细胞较小,核深染。基底层细胞为矮柱状,排列成栅栏样,上皮内含有朗格汉斯细胞和黑素细胞,但没有杯状细胞。角膜缘基底层的细胞具有干细胞特征,称角膜缘干细胞(limbal stem cell),它们不断增殖,向角膜中央方向迁移,补充角膜基底层细胞。

角膜缘内侧有环行的**巩膜静脉窦**(scleral venous sinus)。窦腔较大而不规则,窦壁衬贴内皮(图9-3)。巩膜静脉窦内侧为小梁网(trabecular meshwork),由小梁和小梁间隙构成。小梁间隙与巩膜静脉窦相通。

4. 虹膜(iris) 位于角膜后方的环状薄膜,周边与睫状体相连,中央为**瞳孔**(pupil)。虹膜由前向后分为三层,即前缘层、虹膜基质和虹膜上皮(图9-1,图9-4)。前缘层由一层不连续的扁平的成纤维细胞和色素细胞形成。虹膜基质较厚,富含血管和色素细胞的疏松结缔组织。在靠近瞳孔处有一束带状平滑肌,环绕瞳孔,称瞳孔括约肌,收缩时使瞳孔缩小。虹膜上皮由前后两层细胞组成。前层为肌上皮细胞,称瞳孔开大肌,收缩时使瞳孔扩大;后层细胞较大,呈立方形或柱状,胞质内充满色素颗粒。

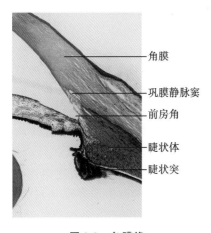

角膜
巩膜静脉窦
前房角
睫状体
睫状突

图9-3 角膜缘

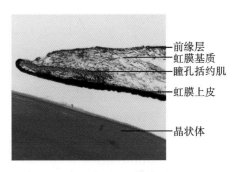

前缘层
虹膜基质
瞳孔括约肌
虹膜上皮
晶状体

图9-4 虹膜

5. 睫状体(ciliary body) 位于虹膜与脉络膜之间的三角形结构,后部平坦,终止于锯齿缘,前部向内增厚形成许多突起,呈放射状排列,称为**睫状突**(ciliary process)(图9-3),睫状突与晶状体之间有睫状小带(ciliary zonule)相连。睫状小带一端连于睫状体,一端插入晶状体囊内,具有固定晶状体的作用。睫状体由睫状肌、睫状体基质和睫状体上皮组成。

睫状肌(ciliary muscle)为平滑肌,肌纤维排列为外纵行、中放射状和内环行;睫状体基质为富含血管和色素细胞的结缔组织;睫状体上皮由两层细胞组成,外层为立方形的色素上皮细胞,内层为立方形或矮柱状的非色素上皮细胞,具有产生房水的功能。

6. 脉络膜(choroid) 占血管膜的后2/3部分,为富含血管和色素细胞的疏松结缔组织。与视网膜相贴的最内层为一层均质透明的薄膜,称玻璃膜,由纤维和基质组成。

7. 视网膜(retina) 紧贴于血管膜内面,由神经外胚层的视杯发育而来。由虹膜上皮、睫状体上皮和视网膜视部组成,前两部分称视网膜盲部,无感光作用。一般所指的视网膜为视网膜视部。视网膜由外向内依次分为色素上皮层、视细胞层、双极细胞层和节细胞层4层(图9-5)。

(1) **色素上皮层**(pigment epithelial layer):是视网膜最外层的、由矮柱状色素上皮细胞(pigment epithelial cell)构成的单层上皮。色素上皮细胞基底面紧贴玻璃膜,细胞间有紧密连接、中间连接和缝隙连接,具有屏障作用,细胞顶部有大量的突起伸入视细胞的外节之间。色素上皮细胞胞质内含有大量黑素颗粒和吞噬体,黑素颗粒可防止强光对视细胞的损害。色素上皮细胞还具有吞噬视细胞膜盘、储存维生素A、分泌蛋白多糖的功能。

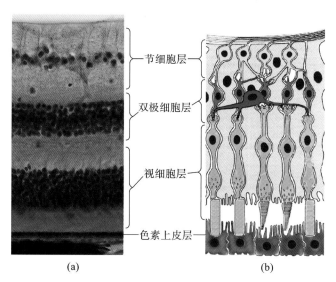

(a)　　　　　　　　　(b)

图 9-5　视网膜光镜结构(a)和各部细胞结构模式图(b)

知识链接

视网膜脱离

　　临床上的视网膜脱离实质上是视网膜的视细胞层与视网膜的色素上皮层之间的分离,并非视网膜与脉络膜分离。视细胞层与色素上皮层除在视盘和锯齿缘处紧密粘连外,其余部分仅由色素上皮的突起及蛋白多糖将二者连在一起,而色素上皮层与玻璃膜结合牢固。故在一些致病因素作用后,色素上皮层与视细胞层分离,形成视网膜脱离,之后色素上皮细胞也容易游离、萎缩而消失。

　　视网膜脱离的早期表现为眼前点状或带状的黑影飘动、眼前闪光等,其典型症状为视野中的某一个区域缺损。在视网膜脱离没有影响到黄斑区之前,病人视野的中心部可能是好的,若病变累及黄斑区,病人会出现突然的视力下降。如果得不到及时的治疗,甚至会导致失明。

(2) **视细胞层**(visual cell layer):主要由视细胞(visual cell)构成。视细胞又称感光细胞(photoreceptor cell),是接受光刺激的感觉神经元。视细胞分为胞体、外突和内突3部分。内突即轴突,其末端主要与双极细胞形成突触联系。外突即树突,外突中段有一缩窄,将其分为内节(inner segment)和外节(outer segment),缩窄处有连接纤毛。内节紧邻胞体,含丰富的线粒体、粗面内质网和高尔基复合体,是合成感光蛋白的部位,感光蛋白经缩窄处转移至外节。外节为感光部位,含大量平行层叠的扁平状膜盘(membranous disc),是由外节一侧的胞膜向胞质内陷形成,膜盘中有感光蛋白。根据外突形状和感光物性质不同,将视细胞分为视杆细胞(rod cell)和视锥细胞(cone cell)(表9-1)。

表 9-1　视杆细胞与视锥细胞的区别

视细胞	视杆细胞	视锥细胞
分布特点	主要分布在视网膜周边	主要分布在视网膜中央
细胞形态	细长,核小染色深	粗壮,核大染色浅
内突	末端膨大呈小球状	末端膨大呈足状
外突	呈杆状(视杆)	呈圆锥形(视锥)
膜盘	与细胞表面胞膜分离而独立,膜盘不断更新,顶端膜盘老化脱落	大多与细胞膜不分离,顶端的膜盘也不脱落
感光物质	视紫红质(rhodopsin)	视色素(visual pigment)
组成	11-顺视黄醛和视蛋白	11-顺视黄醛和视蛋白(红敏、绿敏和蓝敏)
感光特性	感受弱光	感受强光和颜色
缺乏症状	夜盲症	色盲

(3)**双极细胞层**(bipolar cell layer):双极细胞(bipolar cell)是连接视细胞和节细胞的中间神经元。其树突与视细胞的内突形成突触,轴突与节细胞形成突触。大多数双极细胞与多个视细胞和节细胞形成突触联系;少数细胞只与一个视锥细胞和一个节细胞联系,称侏儒双极细胞(midget bipolar cell),分布在视网膜中央凹的边缘。在双极细胞层中,还有水平细胞(horizontal cell)、无长突细胞(amacrine cell)和网间细胞(interplexiform cell)等多种中间神经元,与其他细胞之间及相互之间存在广泛的突触联系,构成局部环路,参与视觉信号的传导和调控。

(4)**节细胞层**(ganglion cell layer):节细胞(ganglion cell)是具有长轴突的多极神经元,大多为单层排列,其树突主要与双极细胞形成突触,轴突较长,向眼球后极汇聚,并穿出眼球壁后极构成视神经束。大多数节细胞与多个双极细胞形成突触联系,少数细胞仅与侏儒双极细胞形成一对一突触连接,称侏儒节细胞(midget ganglion cell)。

神经胶质细胞:主要为放射状胶质细胞(radial neuroglial cell),又称米勒细胞(Müller's cell)。细胞狭长,几乎贯穿除色素上皮层外的视网膜全层;突起呈叶片状,末端膨大分叉。外侧突起的末端于视细胞内节处相互连接构成保护性的膜,内侧突起在视网膜内表面相互连接形成胶质界膜;细胞核位于双极细胞层。米勒细胞具有营养、支持、绝缘和保护等作用。视网膜内还有星形胶质细胞、少突胶质细胞和小胶质细胞。

黄斑与中央凹:黄斑(macula lutea)是视网膜后极部的浅黄色区域。黄斑中央有一椭圆形浅凹,只有色素上皮层与视锥细胞,此凹陷称为**中央凹**(central fovea)(图9-6)。中央凹处有视锥细胞与侏儒双极细胞,后者与侏儒节细胞之间形成一对一的联系,能精确地传导信号,是视觉最敏感的部位。

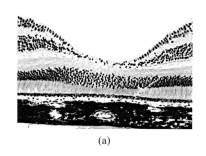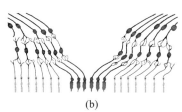

(a) (b)

图 9-6 中央凹

(a) 中央凹光镜图；(b) 中央凹模式图

视盘（optic disc）：又称视神经乳头（papilla of optic nerve），位于黄斑鼻侧，圆盘状，呈乳头状隆起，中央略凹陷，为视网膜节细胞轴突汇集出视网膜的部位，并有视网膜中央动、静脉通过（图 9-7）。此处无感光细胞，故又称生理盲点。

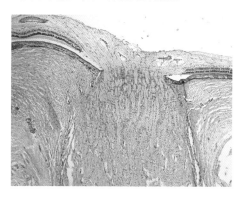

图 9-7 视盘光镜图

二、眼球内容物

眼球内容物包括房水、晶状体和玻璃体，均无色透明，与角膜共同组成眼的屈光系统。

1. 晶状体（lens） 位于虹膜后方、玻璃体前方的双凸透镜状富有弹性的透明体，是眼球内主要的屈光结构。晶状体外包晶状体囊，囊内充满纤维状的上皮细胞，即晶状体纤维（lens fiber）。晶状体无血管和神经分布，营养由房水供给。晶状体可因病变或创伤而变混浊，称白内障。

2. 玻璃体（vitreous body） 位于晶状体与视网膜之间，为无色透明的胶状体，其中 99% 为水分，含少量胶原原纤维、玻璃蛋白和透明质酸等。玻璃体流失后不能再生。玻璃体除具有屈光作用外，还有维持眼球形状和支撑视网膜的作用。

3. 房水（aqueous humor） 房水是充满眼房内的无色透明液体，由睫状体血管内的血液渗透和非色素上皮细胞分泌产生，房水具有屈光作用，为眼内组织提供营养和氧气，具有排出其代谢产物和维持眼内压等功能。房水的产生和回流处于动态平衡，若回流受阻，可引起眼内压增高，导致视网膜受压而出现视力减退甚至失明，临床上称青光眼。

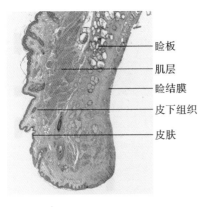

睑板
肌层
睑结膜
皮下组织
皮肤

图 9-8　眼睑光镜图

三、眼睑

眼睑(eyelid)为薄板状结构,共 5 层,由外至内依次为皮肤、皮下组织、肌层、睑板和睑结膜(图 9-8)。眼睑的皮肤薄,睑缘处生有睫毛,睫毛根部的皮脂腺称**睑缘腺**或 Zeis 腺。睫毛附近还有腺腔较大、呈螺旋状的汗腺,称睫腺或 Moll 腺。皮下组织为疏松结缔组织,缺乏脂肪组织,易水肿和淤血。肌层主要为骨骼肌,还有少量平滑肌,控制睑裂的闭合。睑板由致密结缔组织构成,呈半月形,质硬,为眼睑的支架。睑板内有许多**睑板腺**(tarsal gland),其导管开口于眼睑的后缘,分泌脂性液体,有润滑睑缘、防止泪液外溢和保护角膜的作用。睑结膜紧贴于睑板内面,为薄层黏膜,上皮为复层柱状,有杯状细胞,固有层为薄层结缔组织,富含血管。睑结膜在结膜穹隆处移行为球结膜。

第二节　耳

耳由外耳、中耳和内耳组成,前两者传导声波,后者为听觉感受器和位觉感受器所在部位。

一、外耳

外耳由耳廓、外耳道和鼓膜构成。耳廓以弹性软骨为支架,外包薄层皮肤。外耳道的皮肤内有耵聍腺,为顶泌汗腺,分泌黏稠的液体,称为耵聍。分隔外耳道与鼓室的半透明薄膜,称为**鼓膜**(tympanic membrane),其内、外表面分别覆有单层扁平上皮与复层扁平上皮,中间为薄层的固有层,主要由胶原纤维束组成,与鼓膜的振动有关。

二、中耳

中耳包括鼓室和咽鼓管。鼓室内表面和三块听小骨表面覆有薄层黏膜。咽鼓管近鼓室段的黏膜上皮为单层柱状,近鼻咽段为假复层纤毛柱状上皮,固有层内含有混合性腺。

三、内耳

内耳位于颞骨岩部内,是结构复杂的弯曲管道,又称迷路,包括**骨迷路**(osseous labyrinth)和**膜迷路**(membranous labyrinth)两部分。骨迷路由前至后分为**耳蜗**(cochlea)、**前庭**(vestibule)和**半规管**(semicircular canal)(图 9-9),它们依次连通,内壁上都衬以骨膜。膜迷路悬系在骨迷路内,相应地分为膜蜗管、膜前庭(椭圆囊和球囊)和膜半规管三部分,三者相通。膜迷路管壁的黏膜由单层立方上皮或单层扁平上皮和固有层构成,某些部位的黏膜增厚,上皮细胞特化形成感受器。

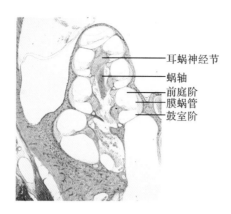

图 9-9　耳蜗光镜图

　　膜迷路腔内充满内淋巴,内淋巴由膜蜗管的血管纹产生。膜迷路与骨迷路之间的腔隙充满外淋巴,其来源和成分与内淋巴不同。内、外淋巴互不相通。淋巴有营养内耳和传递声波等作用。

　　1. 耳蜗、膜蜗管及螺旋器　　耳蜗形如蜗牛壳,骨蜗管和其内的膜蜗管围绕中央锥形的蜗轴盘旋两周半。蜗轴由骨松质构成,内有耳蜗神经节。骨蜗管被膜蜗管分隔为上下两部分,上方为前庭阶,下方为鼓室阶,两者在蜗顶处经蜗孔相通(图 9-10(a))。膜蜗管的横切面呈三角形,上壁为前庭膜,由两层单层扁平上皮夹一层基板组成。外侧壁黏膜较厚,上皮内含有毛细血管网,称血管纹(stria vascularis),可产生内淋巴。血管纹下方为增厚的骨膜,称螺旋韧带(spiral ligament)。下壁由骨螺旋板和基膜构成。骨螺旋板(osseous spiral lamina)是蜗轴的骨组织向外侧延伸而成的薄板,其起始处的骨膜增厚,突入膜蜗管形成螺旋缘。基膜为薄层结缔组织膜,内侧与骨螺旋板相连,外侧与螺旋韧带相连。基膜中含有大量的胶原细丝束,称听弦(auditory string),听弦从蜗轴向外呈放射状排列。从蜗底至蜗顶,基膜由窄变宽,听弦由短变长,故蜗底的基膜能与高频振动发生共振,蜗顶的基膜能与低频振动发生共振。基膜的上皮增厚形成螺旋器(spiral organ),螺旋器上方覆盖着由螺旋缘向蜗管中伸出的薄板状的胶质性盖膜(tectorial membrane)(图9-10(b))。

　　螺旋器又称柯蒂器(organ of Corti),是膜蜗管基膜上呈螺旋状走行的隆起结构,主要由支持细胞和毛细胞组成。

　　支持细胞包括柱细胞(pillar cell)和指细胞(phalangeal cell)。柱细胞两端较大,相互连接成板状,底部附着在基膜上,中部较细,相互分开形成一条三角形的内隧道(inner tunnel),排列为内、外两行,分别称内柱细胞和外柱细胞。内柱细胞内侧有一列内指细胞,外柱细胞外侧有 3～4 列外指细胞(图 9-10(c))。指细胞呈杯状,顶部凹陷内托着一个毛细胞,一侧伸出一个指状突起抵达螺旋器的游离面,扩展形成薄板状结构,并与邻近的指细胞和柱细胞等形成网状膜,网孔内是毛细胞的游离面(图 9-11)。支持细胞对稳定螺旋器的结构、固定毛细胞具有很强的支持作用。

　　毛细胞(hair cell)是感受声音刺激的细胞,位于指细胞顶部的凹陷内,分为内毛细胞和外毛细胞。内毛细胞呈烧瓶形,外毛细胞呈高柱状,其胞质嗜酸性。细胞游离面有数十至上百根粗而长的微绒毛,称静纤毛(stereocilium)。内毛细胞的静纤毛分为 3～4 行,总体上

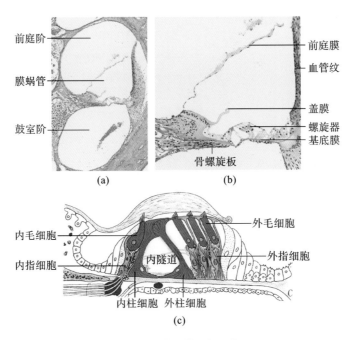

图 9-10 膜蜗管和螺旋器

（a）蜗管的横切面；（b）膜蜗管的横切面；（c）螺旋器模式图

呈 U 形或弧形排列。外毛细胞的静纤毛分为 3～5 行，呈 V 形或 W 形排列（图 9-11）。静纤毛的排列呈阶梯状，外侧的静纤毛较内侧的逐排增高，外毛细胞中较长的静纤毛插入盖膜的胶质中。毛细胞底部胞质内含突触小泡，底部与耳蜗神经节细胞的树突末端形成突触。

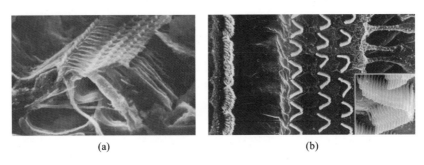

图 9-11 螺旋器扫描电镜图

听觉产生过程：声波由外耳道传入，使鼓膜振动，经听骨链传至卵圆窗，引起前庭阶外淋巴振动，再经前庭膜使膜蜗管的内淋巴振动，导致基膜振动。前庭阶外淋巴的振动也经蜗孔传到鼓室阶，引起基膜及其螺旋器共振，使得毛细胞的静纤毛因与盖膜的位置变化而弯曲，引起毛细胞兴奋，信息经耳蜗神经传至中枢，产生听觉。

2. 前庭、膜前庭及位觉斑 前庭连接半规管和耳蜗之间的卵圆形不规则腔室。膜前庭由椭圆囊和球囊组成。椭圆囊外侧壁和球囊前壁的黏膜局部增厚，呈斑块状，分别称**椭圆囊斑**（macula utriculi）和**球囊斑**（macula sacculi），均为位觉感受器，合称位觉斑（maculae acoustica）。

位觉斑表面平坦,由支持细胞和毛细胞组成。支持细胞分泌胶状的糖蛋白,在位觉斑表面形成位砂膜(otolithic membrane),内有细小的碳酸钙结晶,即位砂(图 9-12)。毛细胞位于支持细胞之间,细胞顶部有 40~80 根静纤毛和一根动纤毛(kinocilium),呈阶梯状排列,最长的静纤毛一侧有一根较长的动纤毛,离动纤毛越远的静纤毛越短,均伸入位砂膜内。细胞基底部与传入神经末梢形成突触联系。位觉斑感受身体的直线变速运动和静止状态。

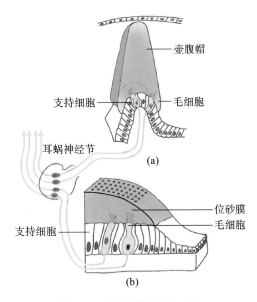

壶腹帽

支持细胞 —— 毛细胞

耳蜗神经节

(a)

位砂膜
毛细胞

支持细胞

(b)

图 9-12 位觉感受器模式图
(a)壶腹嵴;(b)位觉斑

3. 半规管、膜半规管及壶腹嵴 半规管位于内耳的后外侧,为 3 个互相垂直的半环形骨管,每个半规管与前庭相连处形成一个膨大的壶腹。相应的膜半规管及其壶腹套嵌其内。膜性壶腹底部黏膜局部增厚,形成横行的嵴状隆起,称壶腹嵴(crista ampullaris)。

壶腹嵴的上皮也由支持细胞和毛细胞组成,毛细胞的动纤毛和静纤毛的数量和排列情况与位觉斑类似。支持细胞分泌的糖蛋白形成圆锥形胶质覆盖在壶腹嵴表面,呈高帽状,称为壶腹帽(cupula),动纤毛和静纤毛伸入壶腹帽基底部。前庭神经中的传入纤维末梢分布于毛细胞的基底部(图 9-12)。壶腹嵴是位觉感受器,感受身体或头部的旋转变速运动。

 小 结

眼球壁由三层构成:外层由巩膜和角膜构成;中间层为血管膜,由脉络膜、睫状体和虹膜构成;内层为视网膜。角膜由前至后分为 5 层:角膜上皮、前界层、角膜基质、后界层和角膜内皮。巩膜由致密的结缔组织构成。血管膜由三部分组成:脉络膜、睫状体、虹膜。视网膜是眼球的内层,视网膜由 4 层组成:色素上皮层、视细胞层、双极细胞层、节细胞层。视觉细胞是感光细胞,分为视杆细胞和视锥细胞。在视网膜后极有一黄斑,黄斑中央凹陷,是视觉最敏锐的部位;在黄斑鼻侧有视盘,是节细胞突起出眼球的部位,无感觉细胞。

耳分为外耳、中耳和内耳。内耳是由不规则的管道系统组成的,分为膜迷路和骨迷路,由前庭、半规管和耳蜗组成。膜迷路的黏膜上皮增厚在相应的位置特化为感受器,分别为感受身体直线变速运动和静止状态的椭圆囊斑和球囊斑、感觉头部旋转变速运动的壶腹嵴和感受声波刺激的螺旋器。

能力检测

1. 简述角膜的结构。
2. 简述视网膜的细胞层次及各层细胞的结构特点。
3. 叙述内耳中三种感受器的结构特点和功能。

（蔡　恒）

扫码看答案

第十章
皮　肤

 学习目标

掌握：皮肤的组成及表皮的结构。

熟悉：非角质形成细胞的功能。

了解：皮下组织的结构特点，皮脂腺、汗腺的结构与功能。

皮肤(skin)覆盖全身体表，是人体最大的器官，由表皮和真皮两部分构成，通过皮下组织与深部组织相连。皮肤中有毛、皮脂腺、汗腺和指(趾)甲等附属器。皮肤有屏障、保护、吸收、排泄、感觉、调节体温，以及参与免疫应答等功能。

一、表皮

表皮(epidermis)位于皮肤的浅层，由角化的复层扁平上皮构成，主要有两类细胞：一类为角质形成细胞(keratinocyte)，是组成表皮的主要细胞，分层排列(图 10-1，图 10-2)；另一类为非角质形成细胞，数量少，散在于角质形成细胞之间，包括黑素细胞、朗格汉斯细胞和梅克尔细胞。

(一) 角质形成细胞

在手掌和足底的表皮，从基底到表面依次分为基底层、棘层、颗粒层、透明层和角质层 5 层结构(图 10-2)。

1. 基底层(stratum basale) 附着于基膜上，由一层立方或矮柱状细胞构成，称**基底细胞**。细胞核呈椭圆形，胞质因含丰富的游离核糖体而呈强嗜碱性，还有散在或成束的角蛋白丝，又称张力丝。相邻基底细胞之间借桥粒相连，与基膜有半桥粒相连。基底细胞是表皮的干细胞，有活跃的分裂能力，增殖形成的细胞向表层推移，分化为其余各层细胞，故基底层又称为生发层。

2. 棘层(stratum spinosum) 位于基底层浅层，由 4～10 层多边形的棘细胞组成。细胞表面有许多短小的棘状突起，相邻细胞间有大量桥粒相连。细胞核大，圆形，位于中央；胞质呈弱嗜碱性，游离核糖体较多，张力丝增多，还可见一种含脂质的膜被颗粒，电镜下呈

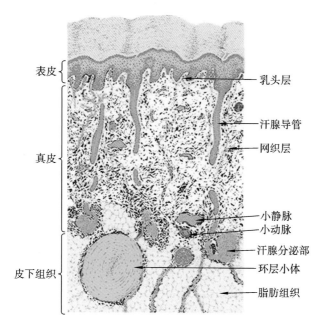

表皮 乳头层
汗腺导管
网织层
真皮
小静脉
小动脉
汗腺分泌部
环层小体
皮下组织 脂肪组织

图 10-1　手掌皮肤模式图

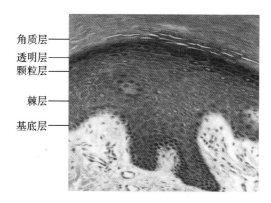

角质层
透明层
颗粒层
棘层
基底层

图 10-2　皮肤光镜图

明暗相间的板层状结构,称为**板层颗粒**,并以胞吐方式将内容物排出到细胞间隙中,形成膜状结构。棘细胞向浅层推移,细胞逐渐变为扁平状。

3. 颗粒层(stratum granulosum)　位于棘层浅层,由3～5层梭形细胞组成。细胞核与细胞器已退化,胞质内板层颗粒增多,还出现透明角质颗粒,呈强嗜碱性,其形状不规则。电镜下,透明角质颗粒无膜包被,呈致密均质状,角蛋白丝常伸入其中。

4. 透明层(stratum lucidum)　位于颗粒层浅层,由2～3层扁平细胞组成。该层细胞的细胞核和细胞器已消失,界限不清,呈均质透明状,嗜酸性,折光度高。

5. 角质层(stratum corneum)　位于表皮最浅层,由多层扁平的角质细胞组成。光镜下,角质细胞完全角化,无核,无细胞器,轮廓不清,呈嗜酸性,均质状。电镜下,胞质内含有丰富的角蛋白丝束和富含组氨酸的蛋白质。角质层的浅层细胞之间的桥粒消失,细胞连接松散脱落形成皮屑。

表皮从基底层到角质层的不断变化,实际是角质形成细胞增殖、分化、迁移、脱落的过程,并伴随角蛋白形成的过程。角质形成细胞更新一次需要 3~4 周。

(二)非角质形成细胞

1. 黑素细胞(melanocyte) 黑素细胞分散于基底细胞之间(图 10-3),其细长突起伸入基底细胞和棘细胞之间。细胞体大,细胞核圆形,胞质中含有黑素体,内含酪氨酸酶,能将酪氨酸转化为黑色素。黑素体中出现黑色素后,形成黑素颗粒。黑素颗粒迁移、聚集于细胞突起末端,并排出进入各层角质形成细胞之间。皮肤颜色深浅主要取决于黑色素颗粒的数量、大小、分布及其内含黑色素的多少。黑色素能吸收紫外线,消除对皮肤的辐射损伤,紫外线也可刺激

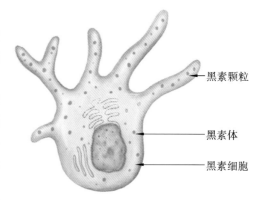

图 10-3 黑素细胞

酪氨酸酶的活性,促使黑色素合成和黑素颗粒快速释放。白化病患者的黑素细胞中,因缺乏酪氨酸酶,不能将酪氨酸转化为黑色素,故其患者皮肤和毛发因缺乏黑色素而成白色。

数字资源 黑色素的有关知识

2. 朗格汉斯细胞(Langerhans cell) 朗格汉斯细胞来源于单核细胞(图 10-4),位于表皮棘层浅部,是一种抗原呈递细胞,参与免疫应答。在抗病原微生物和癌细胞免疫监视中也发挥重要作用。

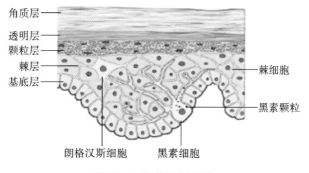

图 10-4 朗格汉斯细胞

3. 梅克尔细胞(Merkel cell) 梅克尔细胞分布于基底层,呈扁圆形,在 HE 染色标本中不易辨认,可能是一种接受机械刺激的感觉细胞。

二、真皮

真皮(dermis)位于表皮深层,主要由致密结缔组织构成,分为乳头层和网织层,两者间无明显界限(图 10-1)。

(一)乳头层

乳头层是紧邻表皮深面的薄层疏松结缔组织,其浅层突向表皮呈乳头状称为真皮乳头。乳头的形成,扩大了真皮与表皮的接触面积,有利于两者牢固连接。乳头层含有丰富的毛细血管和游离神经末梢,有的乳头内还含有触觉小体。

(二)网织层

网织层是位于乳头层深面的厚层致密结缔组织,粗大的胶原纤维束交织成网,并有大量弹性纤维,使得皮肤有足够韧性和弹性。网织层内还有较多血管、淋巴管和神经,深部可见环层小体。

在真皮深面是皮下组织(hypodermis)即浅筋膜,由疏松结缔组织和脂肪组织组成,将皮肤与深部组织连接,使皮肤有一定的活动性。皮下组织具有缓冲、保温、储存能量和代谢等作用。

知识链接

皮下注射与皮内注射

皮下注射是指将药物注入皮下组织即浅筋膜,常选择的注射部位有三角肌下缘、股外侧或腹部。主要用于:①药物不能口服或需要迅速达到药效时,如胰岛素等;②手术局部麻醉;③接种疫苗,如麻疹疫苗等。

皮内注射是指将药物注入皮肤表皮与真皮之间,常选择的注射部位有三角肌下缘或前臂掌侧面下 1/3 部位。主要用于:①预防药物过敏的药物试验,如青霉素皮试;②手术麻醉前的准备工作;③接种疫苗,如卡介苗等。

三、皮肤的附属器

(一)毛

除手掌、足底外,人体皮肤均有毛发分布。毛分为毛干、毛根和毛球 3 部分(图 10-5)。露在皮肤外的部分称为毛干,埋在皮肤内的部分称为毛根,毛根外面包有由上皮和结缔组织形成的鞘状结构,称毛囊。毛根和毛囊的末端膨大呈球状,称为毛球,是毛和毛囊的生长点。毛和毛囊斜长在皮肤中,与皮肤表面呈钝角的一侧,有连接真皮和毛囊的一束平滑肌,称为立毛肌。立毛肌受交感神经支配,收缩时毛发竖立,产生"鸡皮疙瘩"。

(二)皮脂腺

皮脂腺(sebaceous gland)为泡状腺,多分布于毛囊和立毛肌之间,导管粗短,开口于毛囊或皮肤表面。分泌部基底细胞分裂增殖能力强,分化出的腺细胞较大,胞质中含有脂滴,

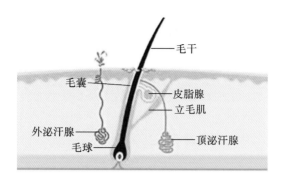

图 10-5　皮肤附属器

胞核固缩,不断向分泌部中心迁移,最后腺细胞解体,连同脂滴排出称皮脂。皮脂有润滑皮肤作用,在青春期,性激素促进皮脂的生成增加,皮脂腺分泌活跃。

（三）汗腺

汗腺(sweat gland)为单曲管状腺体,开口于表皮,遍布全身各部位,其中手掌、足底和腋窝处最多。根据分泌方式的不一样,分两种。

1. 小汗腺　又称外泌汗腺,全身广泛分布。分泌部位于真皮深部或皮下组织中,腺细胞呈锥形或立方形;导管部由 2 层立方细胞组成,开口在皮肤表面汗孔。小汗腺分泌的汗液,有湿润皮肤、排泄废物和调节体温的作用。

2. 大汗腺　又称顶泌汗腺,主要分布在腋窝、肛门和会阴部等处。分泌部较大,由单层立方细胞组成,腺腔较大,开口在毛囊,分泌物为含蛋白质、脂类的黏稠乳状液。分泌物经细菌分解后产生特殊性气味,如分泌过盛、气味过浓时则形成腋臭。

（四）指（趾）甲

指（趾）甲位于手指和足趾的背面,由甲体、甲床、甲根、甲襞等部分组成。甲体是露出体表的部分,由多层排列紧密的角质细胞组成;埋在皮肤中的部分为甲根。甲体深面的皮肤为甲床。甲体周围的皮肤皱襞为甲襞,甲襞与甲体间的浅沟为甲沟。甲根附着处的甲床上皮细胞增殖能力强,称为甲母质,是甲体的生长区(图 10-6)。

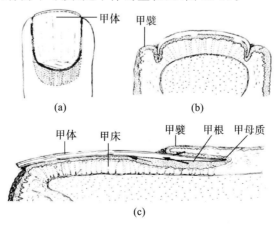

图 10-6　指（趾）甲

小 结

　　皮肤有表皮和真皮构成,皮肤还有毛、皮脂腺、汗腺和指(趾)甲等附属器,有屏障、保护、吸收、排泄、感觉、调节体温,以及参与免疫应答等功能。表皮为角化的复层扁平上皮,由角质形成细胞和非角质形成细胞构成。角质形成细胞从基底到表面依次分为基底层、棘层、颗粒层、透明层和角质层5层;非角质形成细胞包括黑素细胞、朗格汉斯细胞和梅克尔细胞。真皮位于表皮深层,分为乳头层和网织层。

能力检测

1. 简述角质形成细胞的演化过程。
2. 简述黑素细胞的形态和功能特点。
3. 简述毛的结构。

（夏　菁）

扫码看答案

第十一章
消 化 系 统

 学习目标

掌握：消化管壁的一般结构；胃、小肠、肝的结构和功能。

熟悉：食管、胰腺的结构和功能。

了解：大肠、大唾液腺的结构和功能；胃肠内分泌细胞的分布和功能。

消化系统由消化管和消化腺组成，主要功能是对食物进行机械性和化学性消化，吸收营养物质。

第一节　消　化　管

消化管是从口腔到肛门的管道，依次为口腔、咽、食管、胃、小肠和大肠。这些器官管壁的结构具有某些共同的分层规律，又各具有与其功能相适应的特点。

一、消化管壁的一般结构

消化管壁（除口腔与咽外）自内向外可分为黏膜、黏膜下层、肌层和外膜四层（图11-1）。

（一）黏膜

黏膜（mucosa）由上皮、固有层和黏膜肌层组成，是消化管各段结构差异最大、功能最重要的部分。

1. 上皮　上皮的类型依部位而异。消化管的两端（口腔、咽、食管和肛管下段）为复层扁平上皮，以保护功能为主；余为单层柱状上皮，以消化、吸收功能为主。上皮与管壁内腺体的腺上皮相连续。上皮细胞间可有散在分布的淋巴细胞，尤以在小肠上皮中多见。

2. 固有层　固有层（lamina propria）为疏松结缔组织，细胞成分较多，纤维较细密，有丰富的毛细血管和毛细淋巴管。胃、肠的固有层内富含腺体和淋巴组织。

3. 黏膜肌层　黏膜肌层（muscularis mucosae）为薄层平滑肌，其收缩可促进固有层内

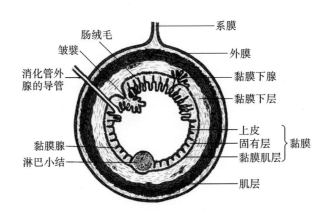

图 11-1　消化管壁一般结构模式图

腺体分泌物的排出和血液的运行,利于营养物质的吸收和转运。

（二）黏膜下层

黏膜下层（submucosa）为较致密的结缔组织,含小动脉、小静脉和淋巴管。在食管和十二指肠的黏膜下层内分别有食管腺和十二指肠腺。在食管、胃和小肠等部位,黏膜和黏膜下层共同凸入管腔,形成皱襞。

（三）肌层

除食管和肛管处的**肌层**（muscularis）可为骨骼肌外,其余均为平滑肌。肌层一般分为内环行、外纵行两层。

（四）外膜

外膜（adventitia）由薄层结缔组织构成者为纤维膜,主要分布于食管和大肠末段,与周围组织无明确界限;由薄层结缔组织与间皮共同构成者为浆膜,见于腹膜内位的胃、大部分小肠与大肠,其表面光滑,利于胃肠活动。

知识链接

肠神经系统

从食管中段到大肠的绝大部分消化管壁内含有内在的神经结构,称为肠神经系统。它们是由大量神经元和神经纤维组成的复杂的神经网络。肠神经系统中的神经元包括感觉神经元、运动神经元和大量中间神经元,构成一个完整的、相对独立的整合系统,可完成局部反射。

二、食管

食管的腔面有纵行皱襞,在食物通过时可消失（图 11-2）。食管壁由黏膜、黏膜下层、肌层和外膜组成。

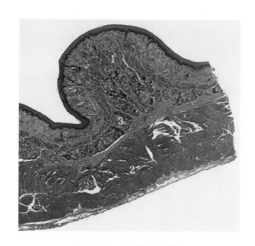

图 11-2 食管光镜图
1 是黏膜肌层;2 是肌层;3 是食管腺

（一）黏膜

黏膜的上皮为复层扁平上皮,表面的细胞不断脱落,由基底层的细胞增殖补充。食管下端的复层扁平上皮与胃的单层柱状上皮骤然相接。固有层为细密的结缔组织,形成乳头凸向上皮。在食管上端和下端的固有层内可见少量黏液性腺。黏膜肌层由纵行平滑肌束构成。

（二）黏膜下层

黏膜下层的结缔组织中含较多黏液性的**食管腺**(esophageal gland),其导管穿过黏膜开口于食管腔。

（三）肌层

肌层分内环行和外纵行两层,上 1/3 段为骨骼肌,下 1/3 段为平滑肌,中 1/3 段为平滑肌和骨骼肌混合存在。食管两端的内环行肌稍厚,分别形成食管上、下括约肌。

（四）外膜

外膜为纤维膜。

三、胃

胃的功能主要是储存和初步消化食物。空虚时胃的腔面可见许多纵行皱襞,充盈时几乎消失(图 11-3)。

（一）黏膜

黏膜的上皮向固有层下陷成胃小凹,每个胃小凹的底部与 3～5 条腺体通连(图 11-4,图 11-5)。

1. 上皮 为单层柱状上皮,主要由柱状细胞构成。细胞呈柱状,核椭圆形,位于基底部;顶部胞质充满黏原颗粒,在 HE 染色的切片上着色浅淡,甚至透明。此细胞分泌黏液,又称为**表面黏液细胞**(surface mucous cell),分泌的黏液覆盖于上皮表面,有重要的保护作用。

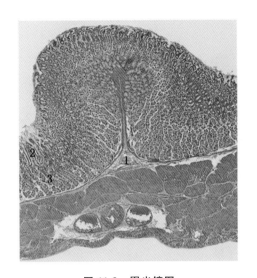

图 11-3 胃光镜图

1 是黏膜下层;2 是胃小凹;3 是胃底腺

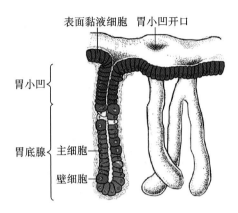

图 11-4 胃黏膜上皮和胃底腺立体模式图

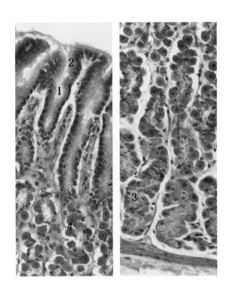

图 11-5 胃黏膜光镜图

1 是胃小凹;2 是表面黏液细胞;3 是主细胞;4 是壁细胞

2. 固有层 固有层为结缔组织,内有大量的腺体,根据腺体所在部位和结构的不同,分为胃底腺、贲门腺和幽门腺。

(1) **胃底腺**(fundic gland):分布于胃底和胃体,约有 1500 万条,是胃黏膜中数量最多、功能最重要的腺体。胃底腺呈分支管状,由主细胞、壁细胞、颈黏液细胞、干细胞和内分泌细胞等组成。主要由主细胞和壁细胞构成;在越接近贲门部的胃底腺中主细胞越多,而在越毗邻幽门部的胃底腺中壁细胞越多。

主细胞(chief cell):数量最多,主要分布于腺体的下半部。细胞呈柱状;核圆形,位于基底部;胞质基底部呈强嗜碱性,顶部充满酶原颗粒,在普通固定、染色的标本上,颗粒多溶失,使该部位着色浅淡。主细胞分泌**胃蛋白酶原**。

壁细胞(parietal cell):在腺体的上半部较多。此细胞体积大,多呈圆锥形;核圆而深染,居中,可有双核;胞质呈均质而明显的嗜酸性。壁细胞分泌盐酸(即胃酸)和内因子。**胃酸**能激活胃蛋白酶原,使之转变为胃蛋白酶,并为其活性提供所需的酸性环境,以对食物的蛋白质进行初步分解;胃酸还有杀菌的作用。**内因子**在胃腔内与食物中的维生素 B_{12} 结合成复合物,使维生素 B_{12} 在肠道内不被分解,并能促进回肠吸收维生素 B_{12},供红细胞生成所需。萎缩性胃炎患者,由于壁细胞减少,内因子缺乏,维生素 B_{12} 吸收障碍,可出现恶性贫血。

(2)**贲门腺**:分布于近贲门处宽 1～3 cm 的区域,为黏液性腺。

(3)**幽门腺**:分布于幽门部,为黏液性腺。

3. 黏膜肌层　由内环行和外纵行两薄层平滑肌构成。

胃黏膜具有自我保护功能。胃液含高浓度的盐酸(胃酸),腐蚀力极强,胃蛋白酶能分解蛋白质,而胃黏膜却像陶瓷般耐腐蚀,不受破坏,这主要是由于其表面存在**黏液-碳酸氢盐屏障**(mucous-HCO$_3^-$ barrier)。此黏液层厚 0.25～0.5 mm,主要由不可溶性黏液凝胶构成,并含大量碳酸氢根。黏液层将上皮与胃蛋白酶隔离,而高浓度的碳酸氢根使局部 pH 值为 7,既抑制了酶的活性,又可中和渗入的氢离子。此外,胃上皮细胞的更新速度很快,能及时修复损伤。

（二）黏膜下层

黏膜下层为较致密的结缔组织,内含较粗的血管、淋巴管和神经,还可见成群的脂肪细胞。

（三）肌层

肌层较厚,一般由内斜、中环和外纵三层平滑肌构成。环行肌在幽门处较厚,形成幽门括约肌。

（四）外膜

外膜为浆膜。

四、小肠

小肠是消化、吸收的主要部位,分为十二指肠、空肠和回肠。小肠腔面有**环行皱襞**(图 11-6),是黏膜和黏膜下层共同向肠腔突出形成。从距幽门约 5 cm 处开始出现,在十二指肠末段和空肠头段环行皱襞极发达,向下逐渐减少、变矮,至回肠中段以下基本消失。

（一）黏膜

黏膜由上皮、固有层和黏膜肌层构成。小肠黏膜的上皮和固有层(绒毛中轴)共同向肠腔突起形成**肠绒毛**

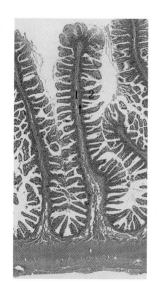

图 11-6　小肠光镜图
1 是皱襞;2 是肠绒毛;↑示小肠腺

(intestinal villus)。肠绒毛长 0.5～1.5 mm,形状不一,以十二指肠和空肠头段最发达。肠绒毛于十二指肠呈宽大的叶状,于空肠如长指状,于回肠则为短的锥形。肠绒毛根部间的黏膜表面有腺体的开口(图 11-7,图 11-8,图 11-9)。

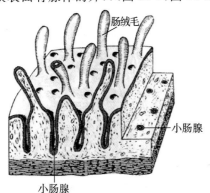

图 11-7　小肠黏膜模式图

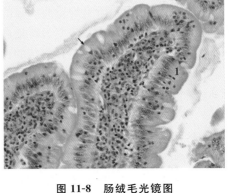

图 11-8　肠绒毛光镜图

1 是吸收细胞;↑示杯状细胞

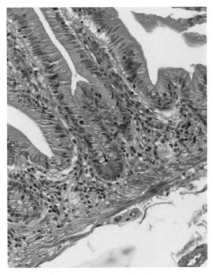

图 11-9　小肠腺光镜图

↑示帕内特细胞

1. 上皮　为单层柱状上皮,主要由吸收细胞、杯状细胞等构成。

吸收细胞(absorptive cell):数量最多,呈高柱状,核椭圆形,位于基底部,细胞的游离面在电镜下可见密集而规则排列的微绒毛,每个吸收细胞有 2000～3000 根微绒毛。小肠通过环状皱襞、肠绒毛和微绒毛使其腔面的表面积扩大约 600 倍。小肠的吸收细胞可将摄入的营养物质几乎全部吸收。吸收细胞还参与**分泌性抗体**的产生。十二指肠和空肠上段的吸收细胞还向肠腔内分泌**肠激酶**,可以激活胰腺分泌的胰蛋白酶原,使之转变为具有活性的胰蛋白酶。

杯状细胞:散在于吸收细胞之间,分泌黏液,有润滑和保护的作用。从十二指肠至回肠末端,杯状细胞逐渐增多。

知识链接

分泌性抗体

分泌性抗体被分泌到组织外行使免疫功能,是黏膜局部免疫最重要的因素。除肠液外,支气管分泌液、初乳、唾液、胃液和泪液等外分泌液都可含此类抗体。

2. 固有层　在肠绒毛中轴的固有层内有 1～2 条纵行的管腔较大的毛细淋巴管,称**中央乳糜管**(central lacteal)。吸收细胞吸收的脂溶性物质在细胞内最终与载脂蛋白结合成乳糜微粒,从细胞释出后经中央乳糜管运送。此管的周围有丰富的毛细血管,氨基酸和单糖等水溶性物质经毛细血管入血液。余下的固有层内有大量管状的腺体,即**小肠腺**(small intestinal gland)。小肠腺腺上皮的结构似上皮,但除吸收细胞和杯状细胞外还有少量帕内特细胞等细胞。

帕内特细胞(Paneth cell) 常三五成群地位于腺体的底部。细胞呈锥体形,顶部胞质充满粗大的嗜酸性分泌颗粒。帕内特细胞分泌**防御素**和**溶菌酶**,对肠道微生物有杀灭作用。

固有层中除有大量分散的淋巴细胞外,尚有淋巴小结。在回肠(尤其下段)处淋巴小结较多,可穿过黏膜肌层抵达黏膜下层。

3. 黏膜肌层 由内环行和外纵行两薄层平滑肌构成。

（二）黏膜下层

在小肠黏膜下层中有较多的血管和淋巴管。十二指肠的黏膜下层内有大量**十二指肠腺**(duodenal gland),为黏液性腺,其导管穿过黏膜肌层,开口于小肠腺的底部(图 11-10)。此腺分泌黏稠的碱性黏液,保护十二指肠免受胃酸的侵蚀。

（三）肌层

肌层由内环行和外纵行两层平滑肌构成。

（四）外膜

除部分十二指肠壁的外膜为纤维膜外,其余均为浆膜。

五、大肠

大肠分为盲肠、阑尾、结肠、直肠和肛管,主要功能是吸收电解质和水,将食物残渣形成粪便。

（一）盲肠、结肠和直肠

盲肠、结肠和直肠的组织学结构基本相同(图 11-11)。

1. 黏膜 表面光滑,无肠绒毛,在结肠袋之间的横沟处有半月形皱襞,在直肠下段有三个横行的皱襞。上皮为单层柱状上皮,由吸收细胞和杯状细胞构成。固有层内有稠密的管状**大肠腺**(large intestinal gland)。腺上皮主要由吸收细胞和大量杯状细胞构成,无帕内特细胞。分泌黏液是大肠腺的主要功能。固有层内可见淋巴小结。黏膜肌层同小肠。

2. 黏膜下层 有小动脉、小静脉和淋巴管,可有成群的脂肪细胞。

3. 肌层 由内环行和外纵行两层平滑肌构成。内环行肌节段性局部增厚,形成结肠袋;外纵行肌局部增厚,形成三条结肠带,带间的纵行肌菲薄,甚至缺如。

4. 外膜 除在部分结肠和直肠壁处为纤维膜外,其余均为浆膜。在结缔组织中常有脂肪细胞聚集,形成脂肪垂。

（二）阑尾

阑尾的结构与盲肠、结肠和直肠略有不同。其管腔小而不规则,固有层内的肠腺短而少,帕内特细胞较小肠腺多。固有层中的淋巴组织极丰富。大量的淋巴小结可连续成层,并凸入黏膜下层,致使黏膜肌层不完整。肌层很薄,外覆浆膜(图 11-12)。

六、胃肠的内分泌细胞

在胃肠的上皮及腺体中散布着四十余种内分泌细胞(表 11-1),尤以胃幽门部和十二指

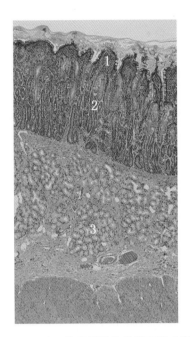

图 11-10　十二指肠黏膜和黏膜下层光镜图

1 是肠绒毛；2 是小肠腺；3 是十二指肠腺

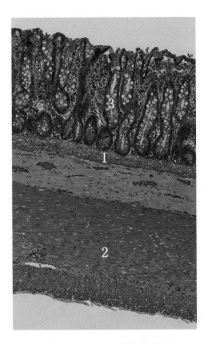

图 11-11　大肠光镜图

1 是黏膜肌层；2 是肌层；3 是大肠腺

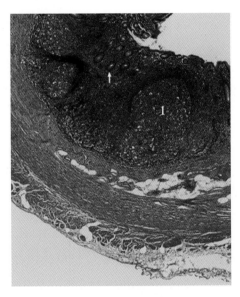

图 11-12　阑尾光镜图

↑示肠腺；1 是淋巴小结

肠上段为多。由于胃肠道黏膜的面积巨大，这些细胞的总量估计为 3×10^9 个，超过所有内分泌腺内分泌细胞的总和。因此，在某种意义上，胃肠是体内最大、最复杂的内分泌器官。所分泌的激素主要协调胃肠道自身的消化、吸收功能，也参与调节其他器官的生理活动。

表 11-1　主要的胃肠内分泌细胞

细胞名称	分布部位		分泌物	主要作用
	胃	肠		
G	幽门部	十二指肠	促胃液素	促进胃酸分泌
ECL	胃底腺		组胺	促进胃酸分泌
S		十二指肠、空肠	促胰液素	促进胰腺的导管分泌 HCO_3^- 和水
I		十二指肠、空肠	缩胆囊素	促进胆囊收缩、胰酶分泌
δ	大部	小肠、结肠	生长抑素	抑制其他内分泌细胞和壁细胞

第二节　消　化　腺

消化腺包括大消化腺,即三对大唾液腺、胰腺和肝脏,以及分布于消化管壁内的许多小消化腺(如食管腺、胃腺和肠腺等)。大消化腺是实质性器官,包括分泌部和导管,分泌物经导管排入消化管,对食物进行化学性消化作用。此外,胰腺还有内分泌功能。

一、大唾液腺

大唾液腺有腮腺、颌下腺、舌下腺各一对,分泌的唾液经导管排入口腔。

(一)大唾液腺的一般结构

大唾液腺均为复管泡状腺,被膜较薄。被膜的结缔组织伸入腺体,将其分隔为大小不等的小叶。腺实质由分支的导管和末端的腺泡构成。腺泡分浆液性、黏液性和混合性三种。导管通常包括闰管、纹状管、小叶间导管和总导管。

1. 闰管　闰管是导管的起始部,直接与腺泡相连,管径细,管壁为单层扁平或立方上皮。

2. 纹状管　与闰管相连,管壁为单层高柱状上皮。上皮细胞的核呈圆形,位于细胞顶部,胞质嗜酸性。细胞的基底部在电镜下可见大量质膜内褶和线粒体。此种结构使细胞基底部的表面积增大,便于细胞与组织液间进行电解质和水的转运。

3. 小叶间导管和总导管　分泌管汇合形成小叶间导管,行走于小叶间的结缔组织内。小叶间导管较粗,初为单层柱状上皮,以后移行为假复层柱状上皮。小叶间导管逐级汇合,最后形成一条或几条总导管开口于口腔。

(二)三对大唾液腺的结构特点

1. 腮腺　为纯浆液性腺,闰管长,纹状管较短。分泌物含唾液淀粉酶。

2. 下颌下腺　为混合性腺,浆液性腺泡多,黏液性和混合性腺泡少。闰管短,纹状管发达。分泌物含唾液淀粉酶和黏液。

3. 舌下腺　为混合性腺,以黏液性腺泡为主,也多见混合性腺泡,无闰管,纹状管也较短。分泌物以黏液为主。

95％以上的唾液来自三对大唾液腺。唾液除有利于食物的消化外，还含有一些具有一定防御作用的成分，如溶菌酶、干扰素和分泌性抗体等，能抵抗病原体的侵入。

二、胰腺

胰腺表面覆有薄层结缔组织被膜，结缔组织伸入腺体，将其分隔为许多小叶。胰腺实质可由外分泌部和内分泌部两部分构成（图 11-13）。

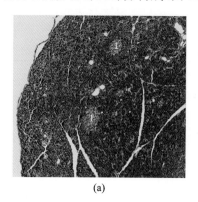 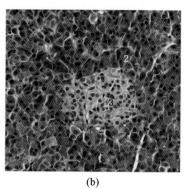

(a)　　　　　　　　　　　　(b)

图 11-13　胰腺光镜图

（a）低倍光镜图；（b）高倍光镜图；1 是胰岛；2 是浆液性腺泡；3 是胰岛细胞

（一）外分泌部

外分泌部构成胰腺的大部，是重要的消化腺，分泌的胰液经导管排入十二指肠，在食物消化中起重要的作用。胰腺的外分泌部为纯浆液性复管泡状腺。

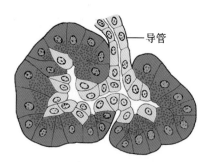

导管

图 11-14　胰腺腺泡模式图

1. 腺泡　每个腺泡含 40～50 个腺细胞，它们都具有典型的浆液性细胞的形态特点（图 11-14），分泌多种消化酶，如**胰蛋白酶原**及**糜蛋白酶原、胰淀粉酶和胰脂肪酶**等。这些消化酶分别消化食物中的各种营养成分。胰蛋白酶原在进入小肠后，主要被肠激酶激活，成为有活性的胰蛋白酶。而糜蛋白酶原则主要由胰蛋白酶激活。

2. 导管　由闰管、小叶内导管、小叶间导管和主导管构成。闰管细而长，管壁为单层扁平或立方上皮。闰管的起始部嵌套进腺泡腔，这段的上皮细胞称泡心细胞。闰管远端逐渐汇合成小叶内导管。小叶内导管在小叶间的结缔组织内汇合成小叶间导管，后者再汇合成一条主导管，贯穿胰腺全长，在胰头与胆总管汇合，开口于十二指肠乳头。从小叶内导管至主导管，管腔逐渐增大，上皮由单层立方逐渐变为单层柱状。胰腺导管的上皮细胞可分泌电解质（碳酸氢根，使得胰液呈碱性）和水。

（二）内分泌部

胰腺的内分泌部又称为**胰岛**（pancreas islet）。胰岛是内分泌细胞组成的细胞团，HE染色着色浅。成人胰腺约有 100 万个胰岛，约占胰腺体积的 1.5％，于胰尾较多。胰岛大小不等,直径 75～500 μm,小的仅含有十几个细胞,大的有数百个细胞。胰岛主要由胰岛细胞构成,其间有丰富的毛细血管。胰岛细胞主要有 α、β、δ 细胞(HE 染色不易区分)。

1. α 细胞(α cell) 约占胰岛细胞总数的 20%,分泌**高血糖素**,主要是通过促进肝细胞的糖原分解为葡萄糖使血糖升高,满足机体活动的能量需要。

2. β 细胞(β cell) 约占胰岛细胞总数的 70%,分泌**胰岛素**,主要促进肌细胞、脂肪细胞和肝细胞摄取、储存、利用葡萄糖,使血糖降低。

高血糖素和胰岛素的协同作用能保持血糖水平处于动态平衡。若胰岛发生病变,β 细胞退化,胰岛素分泌不足,可致血糖升高,即为糖尿病。胰岛 β 细胞肿瘤或细胞功能亢进,则胰岛素分泌过多,可导致低血糖症。

数字资源 糖尿病的有关知识

3. δ 细胞(δ cell) 约占胰岛细胞总数的 5%,分泌**生长抑素**,作用于邻近的 α 细胞或 β 细胞等,抑制这些内分泌细胞的分泌活动。

三、肝

肝是最大的消化腺,分泌的胆汁经导管排入十二指肠。此外,肝还具有极复杂多样的生物化学功能,被称为机体的化工厂。

肝表面覆以致密结缔组织被膜,大部分为浆膜。肝门处的结缔组织随门静脉、肝固有动脉、肝静脉和肝管的分支伸入肝的内部,将其分为许多肝小叶。有的动物(如猪)的肝小叶因周围的结缔组织较多,肝小叶分界明显,但人的肝小叶周围的结缔组织很少(相邻肝小叶常连成一片,分界不清),仅在各种管道密集的部位,即门管区,易辨认(图 11-15,图 11-16)。

(一)肝小叶

肝小叶(hepatic lobule)是肝的基本结构单位,呈多面棱柱体,长约 2 mm,宽约 1 mm。成人的肝有 50 万～100 万个肝小叶。肝小叶中央有一条沿其长轴走行的**中央静脉**,周围是大致呈放射状排列的**肝板、肝血窦、窦周隙和胆小管**(图 11-17,图 11-18)。

1. 中央静脉 位于肝小叶的中央,沿肝小叶的长轴走行,管壁由内皮和少量的结缔组织构成,并有肝血窦的开口。

2. 肝板(hepatic plate) 肝板为肝细胞单层排列成的凹凸不平的板状结构,相邻肝板吻合连接,形成立体的迷路样结构。

肝细胞(hepatocyte)占肝内细胞总数的 80%。此细胞呈多面体形,直径 15～30 μm。肝细胞的核大而圆,常染色质丰富,有 1 至数个核仁,双核细胞较多。肝的特点之一是多倍体肝细胞数量多,成人肝的 4 倍体肝细胞占 60% 以上,这可能与肝细胞长期保持活跃的多

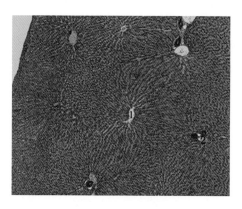

图 11-15　肝光镜图

1 是中央静脉；2 是门管区

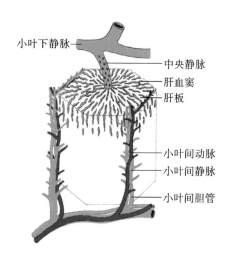

图 11-16　肝小叶和门管区立体模式图

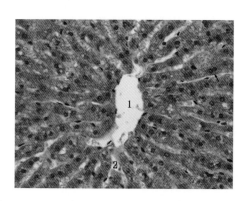

图 11-17　肝小叶光镜图

1 是中央静脉；↑示双核肝细胞；2 是肝血窦

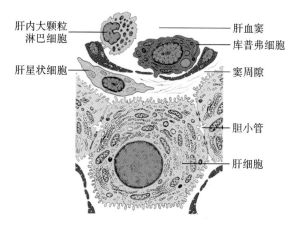

图 11-18　肝小叶局部模式图

种功能有关，而且很可能与肝潜在的强大再生能力相关。肝细胞的胞质嗜酸性，含有弥散分布的嗜碱性团块。电镜下，胞质富含粗面内质网、高尔基复合体、滑面内质网和线粒体等。

　　肝细胞分泌胆汁，促进脂溶性物质的消化和吸收。此外，肝细胞还通过血液循环为机体进行复杂多样的物质代谢，如将从胃肠吸收进来的营养物质合成功能各异的血浆蛋白、糖原和甘油三酯等供机体使用，转化激素和药物等起灭活和解毒的作用等。

　　3. 肝血窦（hepatic sinusoid）　位于肝板之间，腔大而不规则，肝门静脉和肝固有动脉的血液经门管区的小叶间动脉和小叶间静脉注入肝血窦，肝血窦内血液流动缓慢。窦壁主要由内皮细胞围成。内皮细胞扁平而薄，有窗孔，孔上无隔膜，内皮外无基膜，内皮细胞联结疏松，细胞间隙较大，因此，肝血窦通透性较大，有利于肝细胞和肝血窦内血液的物质交换，然后肝血窦内的血液汇入中央静脉。

　　肝血窦内有定居的巨噬细胞，称**库普弗细胞**（Kupffer cell），其形态不规则，胞质嗜酸性。库普弗细胞由血液的单核细胞分化而来,主要功能是滤过从肝门静脉入肝的血液,在清除从胃肠黏膜进入的异物、清除衰老的血细胞和监视肿瘤等方面均发挥重要作用。

肝血窦内还有较多 NK 细胞,称**肝内大颗粒淋巴细胞**(hepatic large granular lymphocyte)。其核呈肾形,常偏于一侧。此细胞在抵御病毒感染、防止肝内肿瘤及其他肿瘤的肝转移方面有重要作用。

4. 窦周隙(perisinusoidal space) 窦周隙为肝血窦与肝板之间的狭窄间隙,宽约 0.4 μm。由于肝血窦内皮的通透性大,故窦周隙充满血浆。肝细胞的血窦面有发达的微绒毛,浸于血浆之中。窦周隙是肝细胞与血液之间进行物质交换的场所。

窦周隙内有一种形态不规则的**肝星状细胞**(hepatic stellate cell),也称**贮脂细胞**,在HE 染色中不易辨认。正常情况下,肝星状细胞呈静止状态,它在肝脏中主要参与维生素A 的代谢。人体摄取的维生素 A 的 $70\%\sim85\%$ 储存在肝星状细胞内,在机体需要时释放入血。在病理条件下,如肝脏受到物理、化学及病毒感染时,肝星状细胞异常增殖并活化,产生细胞外基质,肝内纤维增多,可导致肝硬化。

5. 胆小管(bile canaliculus) 胆小管是相邻两个肝细胞的细胞膜局部凹陷形成的微细管道。在肝板内相互连接为立体的网状通道,在 HE 染色中不易看到。当肝细胞发生变性、坏死或胆道堵塞而内压增大时,胆小管被破坏,胆汁则溢入窦周隙,继而进入肝血窦,导致皮肤、黏膜和巩膜发黄,即出现黄疸。成人每天肝细胞可分泌胆汁 $600\sim1000$ mL,胆小管内的胆汁从肝小叶的中央流向周边,最终汇入门管区的小叶间胆管。

(二)门管区

相邻肝小叶之间呈三角形或椭圆形的结缔组织区域,称门管区(portal area),门管区内有小叶间静脉、小叶间动脉和小叶间胆管。小叶间静脉是肝门静脉的分支,管腔较大而不规则,管壁薄;小叶间动脉是肝固有动脉的分支,管腔小,管壁较厚。小叶间胆管管壁为单层立方上皮,它们向肝门方向汇集,最后形成左、右肝管出肝。

在非门管区的小叶间结缔组织中,还有单独走行的小叶下静脉,由中央静脉汇集形成,它们在肝门汇集为肝静脉。

小 结

消化系统由消化管和消化腺组成。消化管包括口腔、咽、食管、胃、小肠和大肠;消化腺包括大唾液腺、胰腺、肝和消化管壁内的许多小腺体。消化管壁(除口腔与咽外)自内向外可分为黏膜、黏膜下层、肌层和外膜四层,黏膜又由上皮、固有层和黏膜肌层组成。消化管两端(口腔、咽、食管和肛管下段)的上皮为复层扁平上皮,以保护功能为主;其余为单层柱状上皮,以消化吸收功能为主。胃、肠的固有层内富含腺体,如胃底腺和小肠腺等。小肠黏膜的上皮和固有层共同凸入肠腔,形成许多细小的肠绒毛。胰腺的实质由外分泌部和内分泌部两部分构成。外分泌部构成胰腺的大部,是重要的消化腺,为纯浆液性,分泌的胰液经导管排入十二指肠,在食物消化中起重要的作用。内分泌部由胰岛构成,主要有 α、β、δ 细胞,分别分泌高血糖素、胰岛素、生长抑素。肝是最大的消化腺,分泌的胆汁经导管排入十二指肠。此外,肝还具有复杂多样的生物化学功能。肝小叶是肝的基本结构单位,中央有一条沿其长轴走行的中央静脉,周围是大致呈放射状排列的肝板、肝血窦、窦周隙和胆小管。

能力检测

1. 简述胃黏膜的结构和功能。
2. 简述小肠上皮的结构特点和功能。
3. 何为胰岛？其主要的细胞组成及各自的功能是什么？
4. 何为库普弗细胞？
5. 何为窦周隙？
6. 何为胆小管？

（金　洁）

扫码看答案

第十二章
呼 吸 系 统

 学习目标

掌握：气管壁的组织学结构；肺导气部的组成及结构渐变特点；肺呼吸部的组成；气-血屏障的概念、组成和意义。

熟悉：肺巨噬细胞；Ⅰ型肺泡细胞；Ⅱ型肺泡细胞；呼吸系统的组成。

了解：肺血液循环的特点；肺呼吸部的结构特点。

呼吸系统（respiratory system）由呼吸道（鼻、咽、喉、气管、主支气管）和肺组成。呼吸系统的主要功能是从外界摄入氧气，排出二氧化碳。此外，鼻有嗅觉功能，喉有发音功能，肺还参与多种物质的合成与代谢等功能。

第一节　呼　吸　道

一、鼻、咽、喉的结构

鼻、咽、喉的内表面均为由上皮和固有层构成的黏膜，上皮为复层扁平上皮或假复层纤毛柱状上皮；固有层由结缔组织构成。黏膜下方与软骨膜、骨膜或骨骼肌相连或为结缔组织构成的黏膜下层。

二、气管和主支气管的结构

气管（trachea）和主支气管（bronchus）与鼻、咽、喉共同构成肺外导气部。其管壁由内向外分为黏膜、黏膜下层和外膜三层（图 12-1）。

（一）黏膜

黏膜（mucosa）由上皮和固有层组成，上皮为假复层纤毛柱状上皮，由纤毛细胞、杯状细胞、基细胞、刷细胞和小颗粒细胞组成。

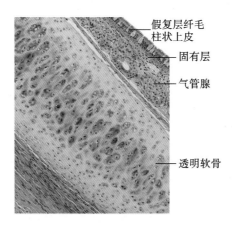

假复层纤毛
柱状上皮

固有层

气管腺

透明软骨

图 12-1　气管壁光镜像

固有层为细密结缔组织,弹性纤维较丰富,含有许多淋巴细胞、浆细胞和肥大细胞,尚有较多的血管和淋巴管。

(二)黏膜下层

黏膜下层(submucosa)为疏松结缔组织,与固有层及外膜之间界限不明显。黏膜下层含有较多的混合性气管腺(tracheal gland)。

(三)外膜

外膜(adventitia)由 16～20 个"C"形的透明软骨环和疏松结缔组织构成,软骨环的缺口处为气管后壁,由弹性纤维组成的韧带和平滑肌束构成。

主支气管壁的结构与气管相似,管腔变小,管壁变薄,三层分界越趋不明显。软骨环变为不规则的软骨片,气管腺减少,平滑肌纤维逐渐增多。

第二节　肺

肺是成对的实质性器官。肺的表面覆盖浆膜,肺组织分为实质和间质两部分。实质即肺内支气管的各级分支及其肺泡;肺内的结缔组织、血管、淋巴管和神经构成肺间质。主支气管经肺门入肺后,在肺内反复分支呈树枝状形成支气管树(bronchial tree)。顺序分支为叶支气管、段支气管、小支气管、细支气管、终末细支气管、呼吸性细支气管、肺泡管、肺泡囊和肺泡。其中从叶支气管至终末细支气管称为肺内**导气部**,呼吸性细支气管至肺泡为**肺呼吸部**。

一、肺导气部

1. 叶支气管(lobar bronchi)至小支气管　叶支气管至小支气管的管壁结构与主支气管相似,但管径变细,管壁变薄,管壁三层结构分界更不明显(图 12-2,图 12-3)。主要结构变化:黏膜上皮仍为假复层纤毛柱状上皮,但上皮由高变低,杯状细胞逐渐减少;固有层变薄,其外侧出现少量环行平滑肌束;黏膜下层内气管腺逐渐减少;外膜的不规则软骨片逐渐

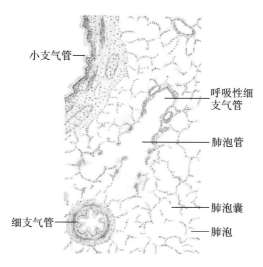

图 12-2 肺仿真图

减少。

2. 细支气管(bronchiole) 细支气管直径约 1 mm,黏膜上皮由起始段的假复层纤毛柱状上皮逐渐变为单层纤毛柱状上皮,杯状细胞很少或消失。管壁内腺体和软骨片逐渐减少甚至消失,环行平滑肌逐渐增加,黏膜皱襞逐渐明显(图 12-4)。

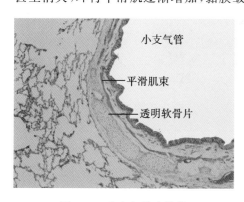

图 12-3 小支气管光镜像

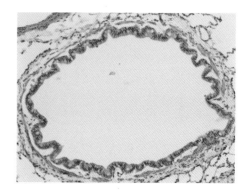

图 12-4 细支气管光镜像

3. 终末细支气管(terminal bronchiole) 终末细支气管直径约 0.5 mm,为单层纤毛柱状上皮,无杯状细胞,腺体和软骨片完全消失,平滑肌形成完整的环形,黏膜皱襞更明显(图 12-5)。终末细支气管的上皮由纤毛细胞和分泌细胞组成,分泌细胞又称为克拉拉细胞(Clara cell),顶部胞质内可见发达的滑面内质网和分泌颗粒,细胞内尚有较多的氧化酶系,可对吸入的毒物或某些药物进行生物转化和解毒。上皮损伤时克拉拉细胞分裂增殖,可分化为纤毛细胞。

二、肺呼吸部

肺呼吸部是呼吸系统完成气体交换的部位(图 12-6)。

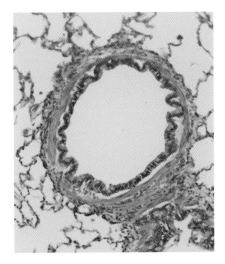

图 12-5　终末细支气管光镜像

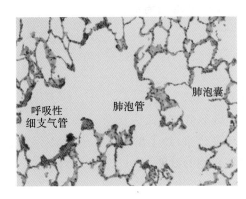

图 12-6　肺呼吸部光镜像

(一) 呼吸性细支气管

呼吸性细支气管(respiratory bronchiole)是终末细支气管的分支。管壁上皮为单层立方上皮,也由纤毛细胞和克拉拉细胞组成。管壁上有肺泡开口,在肺泡开口处,单层立方上皮移行为单层扁平上皮,上皮外面有少量环行平滑肌和弹性纤维(图 12-6)。

(二) 肺泡管

肺泡管(alveolar duct)是呼吸性细支气管的分支,表面覆以单层立方或扁平上皮,下方为少量平滑肌束和弹性纤维。每个肺泡管有大量肺泡的开口,故管壁自身的结构很少。因肌纤维围绕于肺泡开口处,光镜下可见相邻肺泡开口之间有结节状膨大(图 12-6)。

(三) 肺泡囊

肺泡囊(alveolar sac)是许多肺泡共同开口而形成的囊腔,相邻肺泡开口之间没有环行平滑肌束,仅有少量结缔组织,故切片中无结节状膨大(图 12-6)。

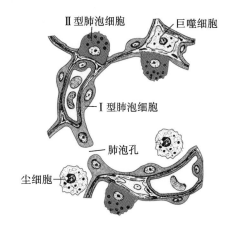

图 12-7　肺泡模式图

(四) 肺泡

肺泡(pulmonary alveolus)是支气管树的终末部分。肺泡为半球形的囊泡,开口于肺泡囊、肺泡管或呼吸性细支气管的管腔。肺泡壁由单层肺泡上皮和基膜构成(图 12-6,图 12-7)。相邻肺泡之间有少量结缔组织,称肺泡隔。

1. 肺泡上皮 (alveolar epithelium)　肺泡上皮由Ⅰ型和Ⅱ型肺泡细胞构成。

(1) **Ⅰ型肺泡细胞**(type Ⅰ alveolar cell):覆盖肺泡约 95% 的表面积。细胞扁平,细胞质菲薄,参与构成气-血屏障,是进行气体交换的部位。电镜下,相邻的Ⅰ型肺泡细胞或与Ⅱ型肺泡细胞之间有紧密连接。Ⅰ型肺泡细胞内细胞器少,胞质内有较多的吞饮小泡,小泡内含有表面活性物质和细胞吞入的微小尘粒,细胞能将这些物质转运到肺间质内清除。Ⅰ型肺泡细胞无增殖分裂能力,损伤后由Ⅱ型肺泡细胞增殖分化补充。

（2）Ⅱ型肺泡细胞（type Ⅱ alveolar cell）：Ⅱ型肺泡细胞数量较Ⅰ型细胞多,但仅覆盖肺泡约5%的表面积。细胞较小,呈立方形或圆形,顶端突入肺泡腔;细胞核圆形;胞质着色浅,呈泡沫状。电镜下,细胞游离面有少量微绒毛,胞质内富含线粒体、溶酶体、粗面内质网和发达的高尔基复合体。核上方有较多的高电子密度分泌颗粒,颗粒大小不等,内有呈平行排列的板层状结构,称为嗜锇性板层小体,小体内的物质称为表面活性物质（surfactant）,表面活性物质具有稳定肺泡大小的重要作用。表面活性物质由Ⅱ型肺泡细胞不断产生,经Ⅰ型肺泡细胞吞饮转运,保持不断更新。Ⅱ型肺泡细胞有增殖分化为Ⅰ型肺泡细胞的潜能。

知识链接

新生儿透明膜病

早产儿（尤其胎龄小于32～33周）或新生儿可因Ⅱ型肺泡细胞发育不良,表面活性物质合成和分泌障碍,使肺泡表面张力增大,肺泡不能扩张致新生儿呼吸窘迫综合征。患儿呆钝,面色灰白或青紫,四肢松弛。出生后不久即出现进行性呼吸困难、青紫、呼气性呻吟、吸气性三四征。这类症状进行性加重,胸腹呼吸动作不协调,呼吸由快转慢、不规则,并可发生呼吸暂停。患儿可因血氧不足,肺毛细血管通透性增加,血浆蛋白渗出,在肺泡壁至终末细支气管壁表面形成一层透明膜样物质,故又称新生儿透明膜病。

2. 肺泡隔（alveolar septum） 肺泡隔是相邻肺泡之间的薄层结缔组织,属于肺间质。肺泡隔内有连续毛细血管网、丰富的弹性纤维、肺巨噬细胞和肥大细胞等。其中的毛细血管网与肺泡上皮相贴,在血液与肺泡内气体交换中具有重要作用。肺泡隔内的弹性纤维有助于保持肺泡的弹性回缩,如果弹性纤维退化变性或被破坏,肺泡弹性会减弱,影响肺的换气功能,导致肺气肿。

数字资源 PM2.5与呼吸系统损伤的有关知识

知识链接 ·····················

肺气肿

肺气肿是指终末细支气管远端的气道弹性减退,过度膨胀、充气和肺容积增大或同时伴有气道壁破坏的病理状态。按其发病原因分为老年性肺气肿、代偿性肺气肿、间质性肺气肿等几种类型。老年性肺气肿顾名思义就是发生在老年人的肺气肿,是由于老年人的弹性纤维发生退化变性所致,吸烟或炎症病变也可破坏弹性纤维,致使肺泡弹性降低,影响肺的换气功能,久之肺泡扩大导致肺气肿。肺气肿发病缓慢,多有慢性咳嗽、咳痰病史,早期症状不明显。随着病情发展,患者出现呼吸困难并逐渐加重。肺气肿加重时胸廓前后径增大,外观呈桶状,肋间隙饱满,肋骨和锁骨活动减弱。叩诊呈过清音,呼气延长,呼吸音及语颤均减弱。

·····················

3. 肺泡孔(alveolar pore) 肺泡孔是相邻肺泡之间相通的小孔(图 12-7),直径为 10~15 μm。一个肺泡有 1 个或数个肺泡孔,肺泡孔的数目随着年龄增长而增加。当某个终末细支气管或呼吸性细支气管阻塞时,可通过肺泡孔建立侧支通道起通气作用,防止肺泡萎陷。肺部感染时,肺泡孔也是炎症扩散的渠道。

4. 气-血屏障(blood-air barrier) 肺泡腔内的 O_2 与肺泡隔毛细血管内血液中的 CO_2 之间进行气体交换所通过的结构,称为气-血屏障。它由肺泡表面液体层、Ⅰ型肺泡细胞与基膜、薄层结缔组织、毛细血管基膜与连续毛细血管内皮构成(图 12-8)。

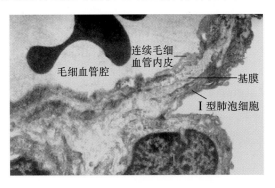

连续毛细
血管内皮

毛细血管腔

基膜

Ⅰ型肺泡细胞

图 12-8 气-血屏障透射电镜像

三、肺间质和肺巨噬细胞

肺内结缔组织及其中的血管、淋巴管和神经构成肺间质。肺间质主要分布于支气管树的周围,随着支气管树分支增加,间质逐渐减少。肺间质的组成与一般疏松结缔组织相同,但含有较多的弹性纤维和巨噬细胞。

肺巨噬细胞(pulmonary macrophage)来源于血液中的单核细胞,数量较多,广泛分布于肺间质内,肺泡隔中最多。有的游走进入肺泡腔,称为肺泡巨噬细胞(alveolar macrophage)。肺巨噬细胞有活跃的吞噬功能,能清除进入肺间质的细菌和尘粒等异物,并能产生多种生物活性物质,发挥重要的免疫防御作用。肺巨噬细胞吞噬了大量进入肺内的尘埃颗粒后,称为尘细胞(dust cell)。在心力衰竭导致肺淤血时,大量红细胞穿过毛细血管壁进入肺间质,被肺巨噬细胞吞噬,此时肺巨噬细胞胞质中含大量血红蛋白分解产物——含铁血黄素颗粒,称为心力衰竭细胞(heart failure cell)。

四、肺的血管

肺的血液供应有肺动脉和支气管动脉两套血管。肺动脉是肺的功能性血管,管径较粗,为弹性动脉,肺动脉入肺后不断分支与支气管的各级分支伴行,直至肺泡隔内形成毛细血管网,然后毛细血管在肺泡处进行气体交换,汇入小静脉,行于肺小叶间结缔组织内而不与肺动脉的分支伴行,最后小静脉在肺门处汇合成肺静脉回流到左心房。支气管动脉是肺的营养性血管,管径较细,为肌性动脉,支气管动脉起自胸主动脉或肋间动脉,与支气管伴行入肺,营养肺组织,其终末分支分布到呼吸性细支气管时,在肺泡隔内形成毛细血管网,其中一部分毛细血管网汇入肺静脉;另一部分汇成支气管静脉,与支气管伴行由肺门出肺。

小 结

呼吸系统由鼻、咽、喉、气管、主支气管和肺组成。肺是进行气体交换的器官,由肺实质和肺间质构成,肺实质由支气管各级分支和肺泡组成。从鼻至肺内终末细支气管构成导气部,气管及其分支管壁由黏膜、黏膜下层和外膜构成,黏膜分为上皮和固有层。随着逐级分支,管径变细,管壁逐渐变薄,上皮由假复层纤毛柱状上皮变为单层柱状上皮,且上皮内杯状细胞逐级减少;腺体和软骨片逐渐减少;平滑肌束逐渐增多。呼吸性细支气管至肺泡为肺呼吸部,肺泡腔内的 O_2 与肺泡隔毛细血管内血液中的 CO_2 之间进行气体交换需通过气-血屏障,它由肺泡表面液体层、Ⅰ型肺泡细胞与基膜、薄层结缔组织、毛细血管基膜与连续毛细血管内皮构成。

能力检测

1. 简述肺导气部的组成及其结构渐行性变化特点。
2. 简述气-血屏障及其组成。
3. 简述气管壁的结构特点。
4. 简述肺呼吸部的组成。

(丁晓慧)

扫码看答案

第十三章
泌 尿 系 统

 学习目标

　　掌握:肾单位的组成;滤过屏障的概念;球旁复合体的组成,球旁细胞和致密斑的功能。

　　熟悉:肾单位的微细结构和功能。

　　了解:泌尿系统的组成;肾血液循环的特点;排尿管道的结构。

　　泌尿系统(urinary system)由肾、输尿管、膀胱和尿道组成。肾的主要功能是形成尿液,通过尿液将机体产生的代谢废物排出体外,以维持机体内环境的稳定;此外,肾还分泌多种生物活性物质,如肾素、促红细胞生成素等;其余为排尿管道。

第一节　肾

一、肾的一般结构

　　肾(kidney)是成对的红褐色实质性器官。肾的表面包有致密的结缔组织被膜,肾内由肾实质和肾间质构成。肾内的结缔组织、神经、血管和淋巴管等构成肾间质;肾实质由皮质和髓质构成(图13-1,图13-2)。

(一)肾皮质

　　肾皮质(renal)位于肾实质的浅部,主要由肾小体和肾小管构成。部分皮质伸入肾锥体之间称为肾柱。

(二)肾髓质

　　肾髓质(renal medulla)位于肾实质的深部,主要由十几个肾锥体组成,肾锥体呈圆锥形。肾锥体尖端钝圆,突入肾小盏内,称为肾乳头;底朝向皮质,从锥体底部向皮质呈放射状伸入皮质的条纹称髓放线,位于髓放线之间的皮质称皮质迷路。每个髓放线和其周围的

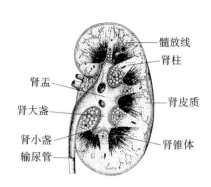

图 13-1 肾冠状切面模式图

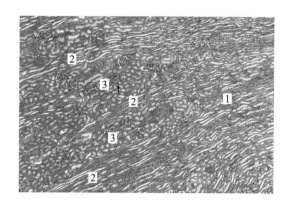

图 13-2 肾实质光镜图

1 是肾锥体；2 是髓放线；3 是皮质迷路；↑示肾小体

皮质构成一个肾小叶。

二、肾实质

肾实质由大量的**肾单位**(nephron)和**集合管**(collecting duct)构成。肾单位是肾的结构和功能的基本单位，主要是滤过、重吸收形成尿液，集合管主要是进一步浓缩尿液。

数字资源 ⋯⋯⋯⋯⋯⋯ 尿毒症的有关知识 ⋯⋯⋯⋯⋯⋯⋯⋯⋯⋯⋯•

（一）肾单位

肾单位由**肾小体**(renal corpuscle)和**肾小管**(renal tubule)两部分构成(图 13-3)。根据肾小体在皮质内的位置不同，将肾单位分为浅表肾单位和髓旁肾单位。浅表肾单位数量多，主要位于皮质的浅表和中部，髓袢短；近髓肾单位数量较少，主要位于皮质深部近髓质处，髓袢长，对尿液的浓缩有重要的意义。

1. 肾小体 肾小体呈球形，由血管球(glomerulus)和肾小囊(renal capsule)构成。肾小体有两个极：有血管出入的一端为血管极，此处有两条血管，一条是入球微动脉，另一条是出球微动脉；与肾小管相连的一端为尿极(图 13-4，图 13-5)。

（1）**血管球**：位于入球微动脉和出球微动脉之

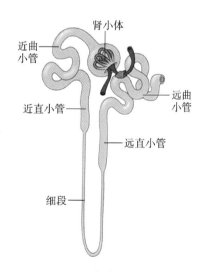

图 13-3 肾单位模式图

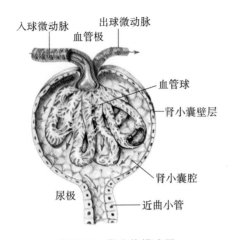

图 13-4　肾小体模式图

入球微动脉　出球微动脉
血管极
血管球
肾小囊壁层
肾小囊腔
尿极
近曲小管

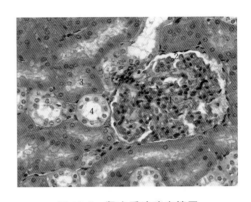

图 13-5　肾皮质迷路光镜图

1 是血管球；2 是肾小囊腔；3 是近曲小管；4 是远曲小管

间的一团盘曲的毛细血管。入球微动脉从血管极处进入肾小体后,分成 4～5 支,每支再分支形成毛细血管,毛细血管互相吻合成网,继而汇合,形成一条出球微动脉,从血管极处离开肾小体。入球微动脉粗短,出球微动脉细长,使得毛细血管内压力较高;并且毛细血管为有孔型,孔上无隔膜,这均有利于血液中小分子的物质的滤出。

(2) **肾小囊**:分内、外两层,两层之间的腔隙称为肾小囊腔,与肾小管腔相通,容纳原尿。肾小囊外层为肾小囊的**壁层**,由单层扁平上皮构成,在尿极处于肾小管的上皮相连续;内层为肾小囊的**脏层**,由足细胞构成,足细胞包在每条毛细血管的外面(图 13-6)。在电镜下观察足细胞,足细胞体积较大,分为胞体和突起两部分,胞体凸向肾小囊腔,突起又分为初级突起和次级突起,初级突起是从胞体发出的几个大的突起,每个初级突起又发出许多指状的次级突起,次级突起相互镶嵌,形成栅栏状,紧贴在毛细血管的外面。镶嵌的次级突起之间有狭窄的裂隙,称为裂孔,孔上覆盖一层薄膜(厚为 4～6 nm)称**裂孔膜**。

(3) **滤过屏障**:当血液流经血管球的毛细血管时,由于毛细血管内的压力较高,血液中除了血细胞和大分子的蛋白质外其余均可经有孔毛细血管的内皮、基膜和足细胞裂孔膜滤入肾小囊腔,这三层结构称为**滤过屏障**(filtration barrier)或**滤过膜**(filtration membrane)(图 13-7)。滤入肾小囊腔的滤液称为原尿,原尿中除不含大分子蛋白质外,其余成分与血浆相似。

成人两肾一昼夜约形成原尿 180 L 左右。如滤过膜受到损伤,则大分子蛋白质,甚至血细胞亦可通过滤过膜渗透到肾小囊腔,出现蛋白尿或血尿。

2. 肾小管　肾小管的主要作用是重吸收原尿成分、分泌等。管壁由单层上皮围成,根据位置、形态结构和功能的不同将肾小管分为近端小管、细段和远端小管。

(1) **近端小管**:为肾小管中最粗最长的一段,是肾小管的起始部分,与肾小囊相连。按其行程和结构又分为**曲部**和**直部**两部分。

近端小管曲部:又称**近曲小管**(proximal convoluted tubule),在肾小体周围高度盘曲。光镜下观察(图 13-5),管腔小而不规则,管壁较厚,管壁的上皮由单层的立方形或锥体形细胞构成,细胞的游离面有刷状缘,基底面有纵纹,细胞分界不清,胞体较大,细胞核圆形,位

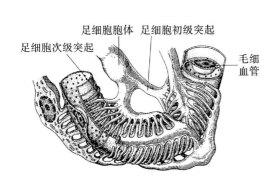

图 13-6 足细胞与毛细血管电镜模式图

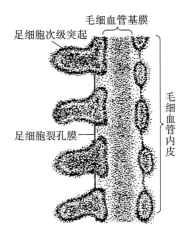

图 13-7 滤过屏障模式图

于细胞的基底部,细胞质嗜酸性。电镜下观察,刷状缘由大量密集而较长的微绒毛构成,这使细胞游离面的表面积明显扩大;细胞的基底面有发达的质膜内褶,内褶之间的细胞质内有许多线粒体,这形成光镜下的纵纹;细胞侧面有许多侧突,相邻的侧突相互交错,这是光镜下细胞分界不清的原因。

近端小管直部:又称近直小管,是近曲小管的延续,其结构与曲部基本相似,但上皮细胞相对较矮,微绒毛、质膜内褶和侧突等不及曲部发达。

近端小管的主要功能是重吸收。原尿中几乎全部的葡萄糖、氨基酸和大部分水、离子和一半的尿素等均在此部重吸收。另外,近端小管的上皮细胞还能向腔内分泌氢离子、氨、马尿酸和肌酐等,并且还能排出血液中酚红和青霉素等药物,因此临床上常用马尿酸或酚红的排泄实验来检测近端小管的功能。

知识链接

糖尿病名称的由来

糖尿病是一种以血糖(血液中的葡萄糖)升高为特征的疾病。世界上最早确认糖尿病的医生是中国唐代名医王焘。王焘根据其父患口渴难忍,饮量大增,身上多疖,小便水果味,并根据甄立言《古今条验》一书中指出的:消渴病者小便似麸片甜。于是他亲口尝其父小便,果然是甜的。那么,血糖高,尿液为什么是甜的呢?这是因为当血液中的葡萄糖增多到一定量时,渗透到原尿中的葡萄糖过多超出了近端小管对葡萄糖的重吸收能力,没有被重吸收的葡萄糖从尿液排出。

(2)细段(thin segment):是近直小管的延续,管径较细,管壁较薄,管壁由单层扁平上皮构成,细胞游离面无刷状缘,细胞含核部分突向管腔,细胞核椭圆形,细胞质着色较浅。因细段管壁较薄,故有利于水和离子的通透。

(3)远端小管:是细段的延续,按其行程和结构又可分为直部和曲部两部分。光镜下观察(图 13-5),管腔大而规则,管壁较薄,管壁上皮由单层的立方形细胞构成,细胞的游离面无刷状缘,基底面有发达的纵纹,细胞分界较清楚,细胞体积较近端小管小,细胞核圆形,位于细胞的中央或靠近游离面,细胞质着色浅。

远端小管直部:又称**远直小管**,电镜下观察,细胞游离面有少量小而短的微绒毛,基底面有发达的质膜内褶,质膜上有钠泵,能主动将管腔内的钠离子泵入间质。

远端小管曲部:又称**远曲小管**(distal convoluted tubule),电镜下观察,其结构与直部相似,但质膜内褶不及直部发达。远曲小管是离子交换的重要部位,细胞有吸收 Na^+ 和水和排出 H^+、K^+、NH_3 等作用,对维持体液的酸碱平衡有重要作用。肾上腺皮质分泌的醛固酮能促进此段重吸收 Na^+ 和排出 K^+,又如垂体分泌抗利尿激素(加压素)能促进此段对水的重吸收,使尿液浓缩,尿量减少。

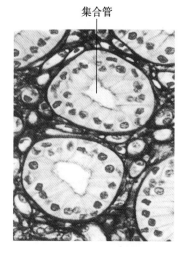

集合管

图 13-8　集合管光镜图

近端小管的直部、细段和远端小管的直部共同构成的"U"形结构称**单位袢**或**髓袢**(图 13-3)。它能使原尿在肾小管的流速减慢,有利于吸收原尿中的水和部分无机盐。

(二) 集合管

集合管(collecting duct)可分为三段,即**弓形集合管**、**直集合管**和**乳头管**,各段之间无明显分界。弓形集合管很短,一端连接远曲小管,另一端与直集合管相连,几个弓形集合管汇合成直集合管。直集合管行至肾锥体乳头处改称乳头管。整个集合管管径由细变粗,上皮细胞由单层立方逐渐变成单层柱状,上皮细胞之间分界清楚,细胞核圆形或椭圆形,位于细胞中央或靠近基底部,细胞质染色浅(图 13-8)。集合管进一步重吸收水和钠,进一步浓缩尿液,也能排出钾和氨,与远曲小管一样也受醛固酮和抗利尿激素的调节。

(三) 球旁复合体

球旁复合体(juxtaglomerular complex)由**球旁细胞**、**致密斑**和**球外系膜细胞**等组成(图 13-9)。

1. 球旁细胞(juxtaglomerular cell)　入球微动脉接近肾小体血管极处,其管壁平滑肌细胞分化成上皮样细胞,称为球旁细胞。细胞体积较大,呈立方形,细胞核圆形,细胞质弱嗜碱性,有较多的分泌颗粒,颗粒内含有肾素。肾素能使血管紧张素原转变为血管紧张素 Ⅰ,血管紧张素 Ⅰ 在转换酶的作用下变为血管紧张素 Ⅱ,这两种血管紧张素均可使血管平滑肌收缩及血压升高,但是血管紧张素 Ⅱ 的作用更强烈。

2. 致密斑(macula densa)　远曲小管近肾小体血管极一侧的管壁上皮细胞变高、变窄而形成的椭圆形结构,称为致密斑。致密斑是一种离子感受器,能感受远曲小管内钠离子浓度的变化,并将信息传递给球旁细胞,改变球旁细胞的分泌水平。

3. 球外系膜细胞(extraglomerular mesangial cell)　又称极垫细胞,位于入球微动脉、出球微动脉和致密斑的三角形区域内。它可能在球旁复合体功能活动中,起信息传递作用。

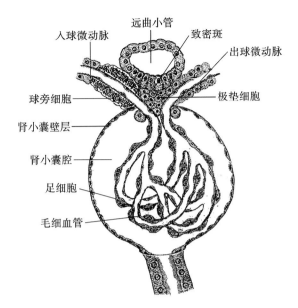

图 13-9　肾小体和球旁复合体模式图

三、肾间质

肾间质是指肾内的结缔组织、神经、血管和淋巴管等,分布在肾单位和集合小管之间,皮质内的间质少,髓质内的间质相对较多。肾间质内的结缔组织除有一般的结缔组织细胞外,还有一种特殊的细胞,称为间质细胞,该细胞能形成结缔组织的基质和纤维,还能产生前列腺素。另外肾小管周围的毛细血管的内皮细胞能产生促红细胞生成素。

四、肾的血液循环特点

肾的血液循环与肾功能密切相关,有如下特点:①血流量大,毛细血管内压力高,有利于原尿的形成。②两次形成毛细血管,有利于肾小管上皮细胞重吸收的物质进入血液。③髓质内的直小血管与髓袢伴行,也有利于原尿的重吸收和浓缩。

第二节　排尿管道

排尿管道包括**输尿管**、**膀胱和尿道**,其组织结构基本相似,均由三层组成,即**黏膜、肌层和外膜**。黏膜由上皮和固有层构成,上皮除尿道外均由变移上皮组成,固有层由结缔组织组成;肌层均为平滑肌,其中膀胱的肌层较厚;外膜除膀胱顶部为浆膜外,其余为纤维膜。

小　结

泌尿系统由肾、输尿管、膀胱和尿道组成。肾是产生尿液的器官,肾由肾实质和肾间质构成,肾实质由肾单位和集合小管组成。肾单位是肾脏结构和功能的基本单位,由肾小体和肾小管组成,肾小体包括血管球和肾小囊,肾小体的主要功能是形成原尿,形成原尿时要经过滤过屏障,滤过屏障由毛细血管的内皮、基膜和裂孔隔膜组成。肾小管包括近端小管、细段和远端小管,肾小管的主要功能是重吸收原尿和交换离子。肾间质主要由结缔组织、血管、神经和淋巴管等组成。输尿管、膀胱和尿道均由黏膜、肌层和外膜组成,黏膜由上皮和固有层构成,上皮除尿道外均为变移上皮。

能力检测

1. 简述肾单位的组成。
2. 何为滤过膜?
3. 简述近曲小管的结构特点。
4. 简述球旁复合体组成及其功能。

（张献彩）

扫码看答案

第十四章
男性生殖系统

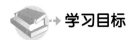

学习目标

掌握：生精小管的结构和功能；睾丸间质细胞的光镜结构、超微结构与功能。

熟悉：附睾和前列腺的结构和功能。

了解：睾丸的一般结构；直精小管和睾丸网的结构；输精管、精囊和尿道球腺的结构。

男性生殖系统(male reproductive system)由生殖腺(睾丸)、生殖管道(附睾、输精管、射精管、尿道)、附属腺(前列腺、精囊、尿道球腺)和外生殖器组成。睾丸是产生精子和分泌雄激素的器官。生殖管道具有促进精子成熟，营养、储存和运输精子的功能。附属腺和生殖管道产生的液体参与精液的形成。

第一节　睾　　丸

睾丸(testis)表面被覆两层被膜，浅层为浆膜，即鞘膜脏层，深层为白膜，由致密结缔组织构成。白膜于睾丸后缘增厚形成睾丸纵隔，纵隔的结缔组织呈放射状伸入睾丸实质将其分隔成约 250 个睾丸小叶，每个小叶内有 1～4 条细长弯曲的生精小管，生精小管在接近睾丸纵隔处，变为短直的直精小管，直精小管进入睾丸纵隔后相互吻合形成睾丸网。生精小管之间的疏松结缔组织为睾丸间质(图 14-1)。

一、生精小管

成人的**生精小管**(seminiferous tubule)长 30～70 cm，直径 150～250 μm，管壁厚 60～80 μm，由生精上皮和基膜构成。生精上皮为一种特殊的复层上皮，由生精细胞和支持细胞组成；基膜内有肌样细胞。

(一) 生精细胞

生精细胞分层(5～8 层)镶嵌在支持细胞上，自生精小管基膜至腔面，依次有精原细

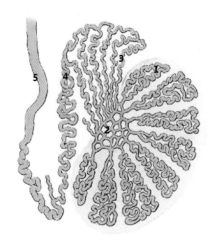

图 14-1　睾丸与附睾结构模式图

1是生精小管;2是睾丸网;3是输出小管;4是附睾管;5是输精管

胞、初级精母细胞、次级精母细胞、精子细胞和精子。从精原细胞到形成精子的过程,称为
精子发生(spermatogenesis),历时 64 天左右,需经历三个阶段:精原细胞的增殖、精母细胞
的减数分裂和精子形成(图 14-2)。

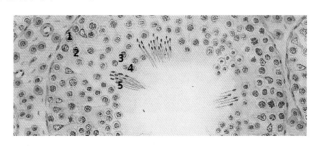

图 14-2　生精小管光镜结构模式图

1是精原细胞;2是初级精母细胞;3是次级精母细胞;4是精子细胞;5是精子

1. 精原细胞　紧贴基膜,圆形或卵圆形,直径 12 μm,胞质染色浅,核圆形、染色或浅或
深。精原细胞分为 A、B 型。A 型精原细胞为干细胞,不断地分裂增殖,一部分子细胞继续
作为干细胞,另一部分分化为 B 型精原细胞;B 型精原细胞经过数次分裂,分化成初级精母
细胞。

2. 初级精母细胞　位于精原细胞的近腔侧,圆形,直径 18 μm,核大而圆,核型为 46,
XY(2 n DNA),经 DNA 复制(4 n DNA)后,进行第一次减数分裂形成两个次级精母细胞,
由于第一次减数分裂历时较长,所以切片中可见不同增殖阶段的初级精母细胞。

3. 次级精母细胞　位于初级精母细胞的近腔侧,直径 12 μm,核圆形,染色较深,核型
为 23,X 或 23,Y(2 n DNA),经第二次减数分裂(无 DNA 复制)产生两个精子细胞,核型为
23,X 或 23,Y(1 n DNA),由于次级精母细胞形成后迅速进行第二次减数分裂,故切片中
不易见到次级精母细胞。

4. 精子细胞　位于近腔侧,圆形,直径 8 μm,核圆形、染色深,精子细胞不再分裂,经过
复杂的变态过程,转变为精子。由圆形精子细胞变为蝌蚪状精子的过程称为**精子形成**

(spermiogenesis)。主要变化包括：①核染色质高度浓缩,移向一侧,成为精子头部的主要结构;②高尔基复合体盖于核的一侧,形成顶体;③中心体移至顶体的对侧,并发出轴丝,为精子尾部的主要结构;④线粒体汇聚到轴丝近段的周围,缠绕成螺旋形的线粒体鞘;⑤多余的胞质汇聚于尾侧并脱落,形成残余体。

5. 精子(spermatozoon) 形似蝌蚪,长约 $60~\mu m$,分头、尾两部(图 14-3)。头部嵌入支持细胞的顶部,尾部游离于生精小管管腔。精子头部由顶体和细胞核构成。顶体是特殊的溶酶体,内含多种水解酶,在受精过程中发挥重要作用。尾部也称为鞭毛,可分为颈段、中段、主段和末段四部分。颈段有中心体,发出轴丝构成尾部全长的轴心,轴丝由 9+2 排列的微管构成,是精子运动的

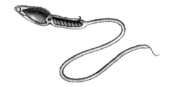

图 14-3 精子结构模式图
1 是顶体;2 是线粒体鞘

主要装置,轴丝外有 9 根纵行外周致密纤维。中段轴丝外包线粒体鞘,线粒体鞘是精子的能量供应中心。主段最长,外周致密纤维外包裹的是纤维鞘,这两种结构均能辅助精子运动。末段仅由轴丝构成,较短。

数字资源 精子库的有关知识

在精子发生和形成过程中,经常出现错误而形成一些畸形精子,如双头、双核、大头、小头、无尾、短尾等光镜结构异常和无顶体、小顶体等电镜结构异常的精子。在有生育力的男子精液中,畸形精子可占 20%～40%,原因不明,但是机体感染、创伤、辐射、激素失调等可增加畸形精子的数量,若超过 40%可致不育。

知识链接

男性不育

男性不育可以分为绝对不育和相对不育两种。前者指完全没有生育能力,如无精症。后者有一定的生育能力,但低于让女性受孕所需要的临界值,如少精症、精子活力低下症。现代辅助生殖技术如胞质内单精子注射,为这类患者带来了福音。男性不育的检查和诊断包括:询问病史、体检、内分泌检测、精液分析、免疫学检查、染色体检查、精子检查及睾丸活检等。

(二) 支持细胞

支持细胞呈不规则的长锥形,从生精小管基底直达腔面;光镜下体积较大,细胞轮廓不清,侧面镶嵌着各级生精细胞,核三角形或卵圆形,染色浅,核仁明显。电镜下胞质内高尔

基复合体发达,并有大量滑面内质网、溶酶体、糖原和脂滴;基底部侧面近基膜的胞膜形成紧密连接,将生精上皮分成基底室和近腔室。基底室位于生精上皮基膜和支持细胞紧密连接之间,内有精原细胞;近腔室位于紧密连接上方,与生精小管管腔相通,内有精母细胞、精子细胞和精子。支持细胞对生精细胞起支持、营养作用,并分泌雄激素结合蛋白,这种蛋白可与雄激素结合,以保持生精小管内有较高的雄激素水平,促进精子发生。同时,支持细胞产生少量液体成为睾丸液,有助于精子的运送。此外,支持细胞还吞噬精子细胞成熟后脱落的残余胞质。支持细胞的紧密连接参与血-睾屏障构成。**血-睾屏障**(blood-testis barrier)为血液与生精小管之间的结构,由以下各部分组成:①血管内皮及基膜;②结缔组织;③生精上皮基膜;④支持细胞的紧密连接。血-睾屏障可以防止某些物质进入生精小管,维持精子发育微环境,还能防止精子抗原外逸引发的自身免疫。

二、睾丸间质

睾丸间质为位于生精小管之间的疏松结缔组织,富含血管和淋巴管,并含有**睾丸间质细胞**(Leydig cell)。睾丸间质细胞常成群分布于睾丸间质中,细胞呈圆形或多边形,细胞核圆形,居中,胞质嗜酸性。电镜下具有分泌类固醇激素细胞的超微结构特征。从青春期开始,睾丸间质细胞在黄体生成素的刺激下,分泌**雄激素**,雄激素可促进精子发生和男性生殖器官发育,以维持第二性征和性功能。

三、直精小管和睾丸网

生精小管近睾丸纵隔处变成短而细的直精小管。直精小管管壁上皮为单层立方或柱状上皮。直精小管进入睾丸纵隔内吻合成网状的管道,称睾丸网。睾丸网管壁上皮为单层立方上皮,腔大、不规则。直精小管和睾丸网内无生精细胞。

第二节　生殖管道

男性生殖管道包括附睾、输精管、射精管及尿道,在此仅叙述附睾和输精管。

一、附睾

附睾位于睾丸的后外侧,分头、体、尾三部分。头部主要由输出小管组成,体部和尾部由附睾管组成。精子在附睾进一步成熟并获得运动能力。

（一）输出小管

输出小管是与睾丸网连接的8～12根弯曲小管,上皮由高柱状纤毛细胞及低柱状细胞相间排列组成,故管腔不规则(图14-4)。

（二）附睾管

附睾管为一条长4～6 m并极度盘曲的管道,远端与输精管相连,其管腔规则,充满精子和分泌物。附睾管上皮为假复层纤毛柱状上皮,由主细胞和基细胞组成。上皮外层为薄层平滑肌和富含血管的疏松结缔组织(图14-4)。

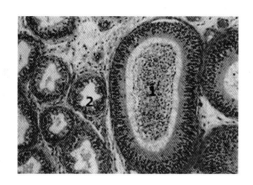

图 14-4 附睾光镜图
1 是附睾管；2 是输出小管

二、输精管

输精管是壁厚腔小的肌性管道，管壁由黏膜、肌层和外膜组成。黏膜表面为较薄的假复层柱状上皮。肌层厚，由内纵行、中环行、外纵行的平滑肌组成。在射精时，肌层强力收缩，将精子快速排出。

第三节 附 属 腺

附属腺包括前列腺、精囊和尿道球腺。附属腺和生殖管道的分泌物及精子共同组成精液，人类每次的射精量为 3～5 mL，每毫升精液含 1 亿～2 亿个精子。

一、前列腺

前列腺（prostate）呈栗形，环绕尿道起始部。腺的被膜与支架组织均由富含弹性纤维和平滑肌纤维的结缔组织构成。腺实质主要由 30～50 个复管泡腺组成，导管开口于尿道精阜的两侧。腺实质分为三个带：尿道周带（又称黏膜腺），最小，位于尿道黏膜内；内带（又称黏膜下腺），位于黏膜下层；外带（又称主腺），构成前列腺的大部。腺分泌部由单层立方、柱状和假复层柱状上皮构成，腺腔不规则。腔内可见分泌物浓缩形成的圆形嗜酸性板层小体，称前列腺凝固体，随年龄增长而增多，可钙化形成前列腺结石（图 14-5）。

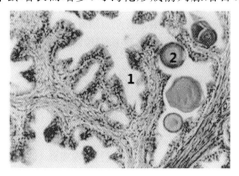

图 14-5 前列腺光镜图
1 是腺腔；2 是凝固体

知识链接

良性前列腺增生

良性前列腺增生简称前列腺增生,是老年男性常见病。从青春期开始,前列腺在雄激素的刺激下分泌活动增强。老年时,雄激素分泌减少,腺组织逐渐萎缩。但某些老年人因激素平衡失调,前列腺反而增生。增生多发生在黏膜腺和黏膜下腺,常压迫尿道,造成患者排尿困难。

二、精囊

精囊是一对长卵圆形的囊状器官,囊壁由黏膜、肌层和外膜构成,黏膜向腔内突起形成高大的皱襞,黏膜表面是假复层柱状上皮。

三、尿道球腺

尿道球腺是一对复管泡状腺,上皮为单层立方或单层柱状上皮。

小 结

男性生殖系统由生殖腺(睾丸)、生殖管道(附睾、输精管、射精管、尿道)、附属腺(前列腺、精囊、尿道球腺)和外生殖器组成。睾丸是产生精子和分泌雄激素的器官。精子在生精上皮发生,需经历精原细胞的增殖、精母细胞的减数分裂和精子形成三个阶段。雄激素由睾丸间质细胞产生。血-睾屏障位于间质毛细血管的血液与生精小管近腔室内的生精细胞之间。

能力检测

1. 简述精子形成的主要变化。
2. 简述睾丸间质细胞的分布、形态和功能。
3. 简述血-睾屏障的组成。

(王艳盛)

扫码看答案

第十五章
女性生殖系统

学习目标

掌握：卵巢的结构和功能；子宫内膜周期性变化及其内分泌调节。

熟悉：子宫的一般结构。

了解：输卵管、阴道和乳腺的结构和功能。

女性生殖系统(female reproductive system)由卵巢、输卵管、子宫、阴道和外生殖器组成(图 15-1)。卵巢产生卵子、分泌性激素；输卵管运送生殖细胞，是受精部位；子宫是产生月经和孕育胎儿的部位。乳腺产生乳汁，哺育婴儿，故列入本章叙述。

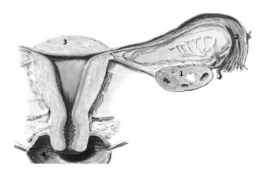

图 15-1　女性生殖系统模式图

1 是卵巢；2 是输卵管；3 是子宫；4 是阴道

第一节　卵　　巢

卵巢(ovary)表面覆以被膜，分为表面上皮和白膜。表面上皮为单层扁平上皮，深面为致密结缔组织构成的白膜。卵巢实质分为两部分：外周的皮质和中央的髓质，二者之间无明显分界。皮质很厚，含有不同发育阶段的卵泡、黄体和白体等(图 15-2)，这些结构之间有低分化的梭形的基质细胞、网状纤维和平滑肌细胞。髓质很小,有大量的血管和淋巴管,近卵巢门处有少量门细胞,其结构和功能类似于睾丸间质细胞,能分泌雄激素。

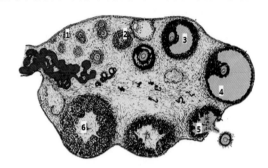

图 15-2　卵巢模式图

1是原始卵泡;2是初级卵泡;3是次级卵泡;4是成熟卵泡;5是排卵;6是黄体

一、卵泡的发育与成熟

卵泡是由中央的一个卵母细胞和其周围众多的卵泡细胞组成的球状结构。卵泡从胚胎时期开始发育,第5个月时胚胎的双侧卵巢有原始卵泡近700万个,以后逐渐减少,出生尚有100万~200万个,青春期时仅存4万个。青春期后,在垂体分泌的卵泡刺激素(FSH)和黄体生成素(LH)刺激下,卵泡陆续开始发育。每个月经周期有一批卵泡发育,但一般只有一个卵泡发育成熟并排卵,通常左右卵巢交替排卵。女性一生约排400个卵,其余均退化。绝经期后,排卵停止。卵泡的发育分为原始卵泡、初级卵泡、次级卵泡、成熟卵泡四个阶段。

(一)原始卵泡

原始卵泡(primordial follicle)位于皮质浅层,数量多,体积小,由中央的一个初级卵母细胞和周围一层扁平的卵泡细胞组成,与结缔组织之间隔以基膜。**初级卵母细胞**(primary oocyte)为圆形,直径约 40 μm,胞质嗜酸性,核大而圆,染色浅。电镜下胞质内细胞器丰富,包括线粒体、滑面内质网、高尔基复合体等。初级卵母细胞在胚胎时期由卵原细胞分裂分化而成,并长期停留在第一次减数分裂的前期,直至排卵才完成第一次减数分裂。

(二)初级卵泡

初级卵泡(primary follicle)位于原始卵泡深部,由原始卵泡发育而成。从青春期开始,在 FSH 的作用下,原始卵泡陆续发育为初级卵泡。初级卵母细胞体积增大,在靠近胞膜的胞质中出现皮质颗粒,其实质是一种溶酶体,内含的酶类将在受精中发挥重要作用。卵泡细胞增生,由扁平状变为立方或柱状,由单层变为多层(5~6层),最内层的卵泡细胞为柱状,放射状排列,称**放射冠**(corona radiata)。在卵母细胞和放射冠之间出现一层均质状、折光性强、嗜酸性的带状结构,称**透明带**,由初级卵母细胞和卵泡细胞共同分泌,透明带上有精子受体,在受精过程中对精子与卵子的相互识别和特异性结合有重要意义。结缔组织中的基质细胞向卵泡周围聚集,在基膜外形成卵泡膜。

(三)次级卵泡

次级卵泡(secondary follicle)逐渐移向皮质深部,由初级卵泡发育而成(图 15-3)。次级卵泡的初级卵母细胞进一步增大,卵泡细胞增至6～12层,在卵泡细胞之间出现一些小腔隙,并逐渐融合成一个新月形的空腔,称为卵泡腔,腔内充满卵泡液,卵泡液含有营养成分、雌激素和多种生物活性物质,与卵泡发育有关。随着卵泡液增多,卵泡腔增大,初级卵母细胞、透明带、放射冠及部分卵泡细胞突入卵泡腔形成卵丘。卵泡腔周围的数层卵泡细胞形成卵泡壁,称颗粒层,卵泡细胞改称颗粒细胞。卵泡膜分化为内、外两层,内层含有丰富的毛细血管,基质细胞分化为多边形或梭形的膜细胞,合成雄激素,雄激素透过基膜,在颗粒细胞转化成雌激素,外层有环行排列的胶原纤维和平滑肌纤维。雌激素少量进入卵泡液,促进卵泡发育,大部分进入血液,作用于子宫等靶器官。初级卵泡和次级卵泡合称**生长卵泡**。具有卵泡腔的卵泡(包括成熟卵泡)又称**囊状卵泡**。

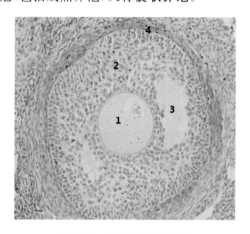

图 15-3 次级卵泡光镜图
1 是卵母细胞;2 是卵泡细胞;3 是卵泡腔;4 是卵泡膜

(四)成熟卵泡

在 FSH 作用的基础上,经 LH 的刺激,次级卵泡发育为**成熟卵泡**(mature follicle)。成熟卵泡卵泡液急剧增多,卵泡增大,直径可超过 2 cm,卵泡壁变薄,卵泡向卵巢表面突出。初级卵母细胞直径可达 $120～150~\mu m$,排卵前 $36～48$ h,完成第一次减数分裂,形成次级卵母细胞和第一极体。次级卵母细胞迅速进入第二次减数分裂,并停滞在分裂中期。一个卵泡从发育至成熟约需 85 天。

二、排卵

成熟卵泡破裂,次级卵母细胞连同透明带、放射冠和卵泡液自卵巢排出到腹膜腔的过程称**排卵**(ovulation),一般发生在月经周期的第 14 天左右(图 15-4)。次级卵母细胞若在排出后 24 h 之内未受精,则发生退化消失;若受精,则完成第二次减数分裂形成一个成熟的卵细胞和一个第二极体。卵母细胞经两次成熟分裂以后,卵细胞的染色体数目减半,从二倍体细胞(46,XX)变为单倍体细胞(23,X)。

三、黄体的形成与退化

排卵后,残留在卵巢内的卵泡颗粒层和卵泡膜向卵泡腔内塌陷,卵泡膜中的血管伴随结缔组织伸入颗粒层,这些成分逐渐演化成具有内分泌功能的细胞团,新鲜时呈黄色,称**黄体**(corpus luteum)。黄体由颗粒黄体细胞和膜黄体细胞构成。颗粒黄体细胞和膜黄体细胞分别由颗粒细胞和膜细胞分化而来。颗粒黄体细胞分布于黄体的中央部,数量较多,体积较大,染色较浅,具有类固醇激素分泌细胞的结构特点,分泌**孕激素**;膜黄体细胞分布于黄体的周边部,数量较少,体积较小,染色较深,与颗粒细胞协同分泌**雌激素**。

黄体的结局取决于排出的次级卵母细胞是否受精。若未受精,黄体维持约14天后退化,称月经黄体(图15-5)。黄体退化后被致密结缔组织取代,成为瘢痕样的白体。若妊娠,在胎盘分泌的绒毛膜促性腺激素的作用下,黄体继续发育,直径可达4～5 cm,称妊娠黄体。妊娠黄体可分泌大量孕激素、雌激素和松弛素,这些激素可促进子宫内膜增生,子宫平滑肌松弛,以维持妊娠;妊娠黄体存在4～6个月后退化为白体,其内分泌功能被胎盘取代。

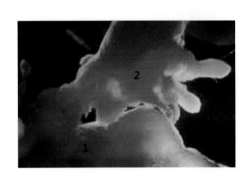

图15-4 排卵

1是卵巢;2是输卵管漏斗部

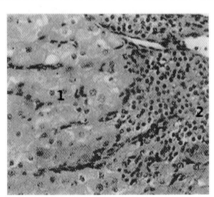

图15-5 黄体光镜图

1是颗粒黄体细胞;2是膜黄体细胞

闭锁卵泡(atretic follicle):从胎儿时期至出生后,整个生殖期,绝大多数卵泡在发育的各个阶段停止生长并退化,退化的卵泡称闭锁卵泡。卵泡闭锁时初级卵母细胞自溶消失,死亡的卵泡细胞或颗粒细胞被巨噬细胞和中性粒细胞吞噬。透明带塌陷,存留一段时间后消失。膜细胞可形成间质腺,分泌雌激素。

知识链接

多囊卵巢综合征

多囊卵巢综合征(PCOS)是生育年龄女性常见的一种复杂的内分泌及代谢异常所致的疾病,以慢性无排卵(排卵功能紊乱或丧失)和高雄激素血症(女性体内男性激素产生过剩)为特征,主要临床表现为月经周期不规律、不孕、多毛和痤疮,是最常见的女性内分泌疾病。PCOS患者的卵巢增大、白膜增厚、有多个不同发育阶段的卵泡,并伴有颗粒细胞黄素化。PCOS是2型糖尿病、心血管疾病、妊娠期糖尿病、妊娠高血压综合征及子宫内膜癌的重要危险因素。

第二节 输 卵 管

输卵管(oviduct)分子宫部、峡部、壶腹部和漏斗部。漏斗部末端开口于腹膜腔,覆盖在卵巢表面,可将其排出的卵子摄入。输卵管的管壁由内向外依次分为黏膜、肌层和浆膜。输卵管黏膜向管腔突起形成纵行有分支的皱襞,故管腔不规则(图 15-6)。黏膜由上皮和固有层构成。上皮为单层柱状上皮,由分泌细胞和纤毛构成,受卵巢激素作用呈现周期性变化。分泌细胞的分泌物构成输卵管液,可营养卵子,辅助卵子的运行。纤毛细胞的纤毛向子宫方向摆动,将卵子推向子宫,并阻止细菌进入腹膜腔。固有层为薄层结缔组织。肌层由内环行和外纵行的两层平滑肌组成,于峡部最厚,于壶腹部较薄。

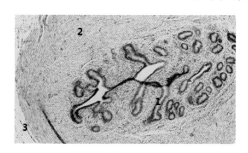

图 15-6 输卵管光镜图
1 是黏膜皱襞;2 是肌层;3 是浆膜

第三节 子 宫

子宫(uterus)为厚壁的肌性器官,分底部、体部和颈部;子宫壁由外向内分为外膜、肌层和内膜(黏膜)(图 15-7)。

一、子宫底部和体部

(一)外膜

外膜为浆膜。

(二)肌层

肌层很厚,由大量平滑肌和结缔组织构成,分界不清,可分为黏膜下层、中间层和浆膜下层。浆膜下层和黏膜下层主要为纵行平滑肌,较薄;中间层最厚,含有许多血管,平滑肌为内环行和外斜行。子宫平滑肌纤维长约 50 μm,妊娠时可长达 500 μm,而且分裂增殖。分娩后肌纤维迅速恢复正常大小,部分肌纤维凋亡。

(三)内膜

1. 一般结构 子宫内膜由单层柱状上皮和固有层构成。单层柱状上皮由分泌细胞和散在的纤毛细胞组成。固有层较厚,含子宫腺和大量低分化的梭形或星形的基质细胞,血管丰富。子宫腺为单管状腺,由上皮下陷至固有层形成(图 15-8)。

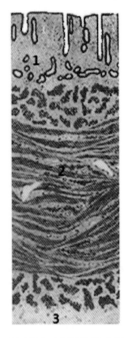

图 15-7 子宫壁模式图

1 是内膜;2 是肌层;3 是外膜

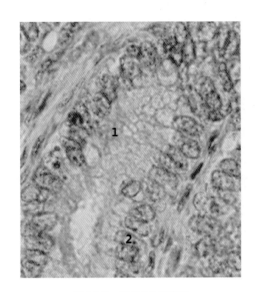

图 15-8 子宫腺光镜图

1 是子宫腺腔;2 是柱状上皮

子宫内膜可分为表浅的功能层和深部的基底层。功能层较厚,从青春期开始,在卵巢分泌的激素的作用下,发生周期性剥脱出血(即月经),妊娠后,因胚体植入可继续生长发育为蜕膜。基底层较薄,不参与月经形成,在月经期后能增生,修复功能层。

2. 血液供应 子宫动脉的分支进入肌层的中间层,由此发出许多与腔面垂直的小动脉。小动脉在肌层与内膜交界处分为两支:在基底层形成短而直的基底动脉,不受卵巢分泌的激素的影响;在功能层螺旋走行,称螺旋动脉,对卵巢分泌的激素极为敏感。螺旋动脉的分支形成毛细血管网和血窦,然后合成小静脉,穿过肌层后汇入子宫静脉。

3. 子宫内膜的周期性变化 自青春期始,在卵巢雌激素和孕激素的周期性作用下,子宫底部和体部的内膜功能层发生周期性变化,即每 28 天左右发生一次内膜剥脱、出血、修复和增生,称**月经周期**(menstrual cycle)。每个月经周期从月经的第一天至下次月经来潮的前一天止。在典型的 28 天周期中,第 1~4 天为月经期(menstrual phase),第 5~14 天为增生期(proliferative phase),第 15~28 天为分泌期(secretory phase)。

(1)**月经期**:卵未受精,月经黄体退化,雌、孕激素的水平下降,螺旋动脉收缩,内膜缺血,组织坏死(图 15-9)。而后螺旋动脉短暂扩张,血液涌入内膜功能层,内膜表层细胞崩溃,坏死的组织块及血液进入子宫腔,从阴道排出即月经。一次月经的血液排出量一般为35 mL。在月经期末,功能层全部脱落,基底层的子宫腺细胞迅速分裂增生,修复内膜上皮,转入增生期。

(2)**增生期**:此期卵巢内有一批卵泡生长,故又称卵泡期。在卵泡分泌的雌激素作用

第十五章 女性生殖系统 • 129 •

下,上皮细胞与基质细胞不断分裂增生,内膜增厚。增生早期子宫腺少,细而短;增生晚期子宫腺由短变长,由直变弯曲、数量增多,腺腔增大,腺上皮呈柱状,胞质内出现糖原,螺旋动脉增长、弯曲,子宫内膜增厚至 2~3 mm(图 15-10)。此时,卵巢内的卵泡发育成熟排卵,子宫内膜进入分泌期。

(3) **分泌期**:排卵后,卵巢内出现黄体,此期又称黄体期。在黄体分泌的雌、孕激素的作用下子宫内膜继续增厚至 5 mm。子宫腺极度弯曲、膨胀,腺腔扩大,充满腺细胞的分泌物,内有大量糖原。螺旋动脉更长、更加弯曲。固有层内组织液增多,呈生理性水肿,基质细胞肥大,胞质内充满糖原、脂滴(图 15-11)。卵若受精,发育为蜕膜,否则,进入月经期。

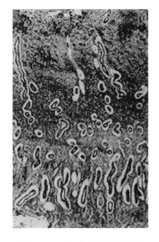 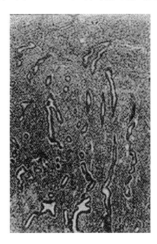 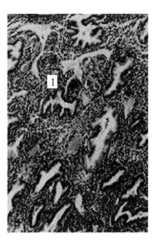

图 15-9　子宫内膜月经期　　　　图 15-10　子宫内膜增生期　　　　图 15-11　子宫内膜分泌期

1 是螺旋动脉

二、子宫颈

子宫颈由内向外分为外膜、肌层和黏膜。外膜为纤维膜,肌层由平滑肌和结缔组织构成,黏膜由上皮和固有层构成。黏膜上皮为单层柱状,由分泌细胞、纤毛细胞和储备细胞构成。分泌细胞最多,内含许多黏原颗粒,雌激素能促进该细胞分泌,分泌物为清亮透明的碱性黏液,利于精子穿过;在孕激素的作用下,细胞分泌量减少,分泌物黏稠呈凝胶状,成为阻止精子和微生物进入子宫的屏障。纤毛细胞较少,游离面的纤毛向阴道方向摆动,有利于分泌物排出。储备细胞为干细胞,较小,圆形或椭圆形,位于上皮深部,在上皮的更新和修复损伤方面发挥作用。在慢性炎症时,储备细胞可增殖化生为复层扁平上皮,在增殖过程中也可发生癌变。在子宫颈外口处,柱状上皮与复层扁平上皮移行,分界清晰,是宫颈癌的好发部位。

> **知识链接**
>
> **宫颈癌**
>
> 宫颈癌是最常见的妇科恶性肿瘤,近年来其发病有年轻化的趋势。随着宫颈细胞学筛查的普遍应用,使宫颈癌和癌前病变得以早期发现和治疗,宫颈癌的发病率和死

亡率已有明显下降。病因可能与以下因素相关：①高危型 HPV 持续感染是宫颈癌的主要危险因素。90％以上的宫颈癌伴有高危型 HPV 感染。②多个性伴侣、初次性生活＜16 岁、初产年龄小、多孕多产等与宫颈癌发生密切相关。③沙眼衣原体、单纯疱疹病毒Ⅱ型、滴虫等病原体的感染在高危 HPV 感染导致宫颈癌的发病过程中有协同作用。④吸烟作为 HPV 感染的协同因素可以增加宫颈癌的患病风险。另外，营养不良、卫生条件差也可影响疾病的发生。早期宫颈癌常无明显症状和体征，随病变发展，可出现阴道流血、阴道排液及不同的继发症状。

第四节　阴　　道

阴道壁由黏膜、肌层和外膜构成。黏膜由上皮和固有层构成，上皮为非角化的复层扁平上皮，其中有朗格汉斯细胞。排卵前后，在雌激素的作用下，上皮细胞中出现大量糖原。浅层细胞脱落后，糖原被阴道内的乳酸杆菌分解为乳酸，使阴道液呈酸性而抑制微生物生长。

第五节　乳　　腺

女性**乳腺**（mammary gland）于青春期受卵巢分泌的激素影响开始发育。妊娠期和哺乳期的乳腺有泌乳活动，处于活动期。无分泌功能的乳腺处于静止期。

一、乳腺的一般结构

乳腺被结缔组织分隔为 15～25 叶，每叶又分为若干小叶，每个小叶为一个复管泡状腺；腺泡上皮为单层立方或柱状，含有肌上皮细胞；导管包括小叶内导管、小叶间导管和叶导管（又称输乳管）。它们分别由单层柱状上皮、复层柱状上皮和复层扁平上皮构成，输乳管开口于乳头。

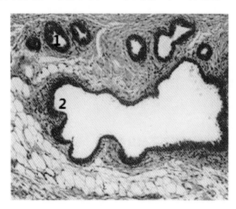

图 15-12　乳腺光镜图

1 是腺泡；2 是小叶内导管

二、静止期乳腺

静止期乳腺为未孕女性的乳腺，腺体不发达，仅有少量小的腺泡和导管，脂肪组织和结缔组织丰富（图 15-12）。在每个月经周期的分泌期，腺泡和导管略有增生，乳腺稍微肿大。

三、活动期乳腺

妊娠期在雌激素和孕激素作用下，腺体增

生,腺泡增大;结缔组织和脂肪组织减少,出现较多巨噬细胞和浆细胞。妊娠后期,受催乳素作用,腺泡开始分泌,分泌物含脂滴、乳蛋白、乳糖及 sIgA,吞噬有脂肪的巨噬细胞(初乳小体),哺乳期乳腺腺体更发达,腺腔内充满乳汁。

数字资源 乳腺增生的有关知识

小 结

女性生殖系统由卵巢、输卵管、子宫、阴道和外生殖器组成。卵巢由外周的皮质和中央的髓质构成。卵泡的发育分为原始卵泡、初级卵泡、次级卵泡、成熟卵泡四个阶段。成熟卵泡破裂,次级卵母细胞连同透明带、放射冠和卵泡液自卵巢排出到腹膜腔的过程称排卵,排卵后,黄体形成,其颗粒黄体细胞可产生孕激素,膜黄体细胞和颗粒黄体细胞可联合产生雌激素。

子宫内膜功能层自青春期始,在卵巢分泌的雌激素和孕激素的作用下,发生周期性变化,称为月经周期。每个月经周期分为月经期(第1~4天)、增生期(第5~14天)和分泌期(第15~28天)3期。

能力检测

1. 卵泡发育分哪几个阶段?
2. 简述次级卵泡的结构。
3. 何为排卵?排卵后卵母细胞结局如何?
4. 何为子宫内膜的周期性变化?什么是月经周期?

(王艳盛)

扫码看答案

第十六章
人体胚胎发生学总论

 学习目标

掌握：受精概念与过程；胚泡的形成；二胚层的形成与分化；三胚层的形成与分化。

熟悉：胎膜与胎盘的微细结构和功能。

了解：双胎和多胎；先天性畸形。

人体胚胎学（human embryology）是研究人出生前从受精卵开始通过细胞分裂、分化逐步发育成新个体的全过程及形成畸形的原因的科学。从受精卵至第 8 周末的人胚胎早期称为胚期，在胚期，受精卵发育为初具人形的胎儿，是胚胎发育的关键时期。本章主要叙述人体胚胎发生的总体过程、胚胎与母体的关系及先天性畸形。

第一节　生殖细胞与受精

一、生殖细胞

生殖细胞（germ cell）又称配子（gamete），包括精子和卵细胞（图 16-1）。

数字资源　　"试管婴儿"的有关知识

（一）精子

精子（spermatozoon）为单倍体细胞，产生于睾丸的生精小管，在附睾中储存并发育成熟,核型为 23,X 或 23,Y。附睾内的精子具有运动能力和使卵子受精的潜能,但附睾分泌的一种糖蛋白(去获能因子)附于精子表面,能阻止顶体酶释放,抑制了其受精能力。精子进入女性生殖道以后,在子宫内膜和输卵管分泌的酶(获能因子)作用下,糖蛋白被解除,精子才真正具有使卵子受精的能力,此过程称**精子获能**(sperm capacitation)。精子在女性生殖道内一般存活 2~3 天,受精能力大约维持 1 天。

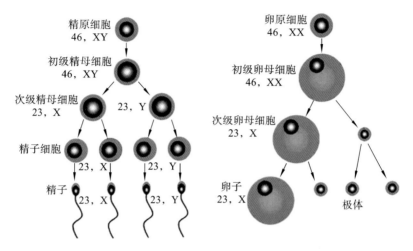

图 16-1 精子及卵子发生过程示意图

(二) 卵子

从卵巢排出的卵子处于第二次减数分裂的中期,当与精子相遇,在精子进入后完成第二次减数分裂,并排出第二极体;如果未受精,在排卵后 12~24 h 退化。排出的卵子进入并停留在输卵管壶腹部,可存活 24 h。

二、受精

受精(fertilization)是指精子和卵子结合形成受精卵的过程。正常的受精部位在输卵管的壶腹部。

(一) 受精过程

受精是新生命的开始,包括形态、生理和生物化学等一系列的复杂变化过程。受精过程可分为三期(图 16-2)。

1. 解离放射冠 大量获能的精子接触到卵子周围的放射冠时,精子顶体的前膜与精子头部表面的细胞膜融合并破裂出许多小孔,释放顶体酶,解离放射冠的卵泡细胞,使一部分精子直接触及透明带。

2. 穿越透明带 接触到透明带的精子与 ZP3(精子受体)相互识别并特异性结合,然后释放顶体酶,在透明带中溶蚀出一条孔道,精子穿越透明带进入卵周隙与卵细胞膜接触。精子释放顶体酶,溶蚀放射冠和透明带的过程称**顶体反应**(acrosome reaction)。

3. 精卵融合 精子头侧面的细胞膜与卵子细胞膜融合,随即精子的细胞核和细胞质进入卵子内,精子和卵子的细胞膜融为一体。精卵结合后,卵子浅层细胞质内的皮质颗粒

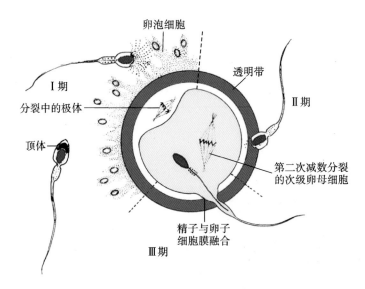

图 16-2 受精过程示意图

立即释放其内容物,使透明带的结构发生变化,ZP3 发生分子变性,不能再与精子结合,这一变化称**透明带反应**(zona reaction)。这一反应保证了单精受精。

精子进入的同时,卵子迅速完成第二次减数分裂,排出第二极体。此时精子和卵子的细胞核膨大,分别称为**雄原核**(male pronucleus)和**雌原核**(female pronucleus)。两个原核在细胞中部靠拢,核膜消失,染色体混合,形成二倍体的**受精卵**(fertilized ovum),又称**合子**(zygote),受精过程完成。

（二）受精的意义

1. 恢复二倍体核型　受精卵中的染色体数目又恢复到体细胞的二倍体数目,对维持生物体前后代体细胞中染色体数目的恒定及物种的遗传延续十分重要。

2. 新个体具有独特性　受精卵中来自父母双亲的遗传物质随机进行了重新组合,使新个体既保持了双亲的遗传特征,又具有不同于亲代的独特性。

3. 决定新个体的遗传性别　带有 Y 染色体的精子与卵子结合,发育为男性;带有 X 染色体的精子与卵子结合,发育为女性。

4. 新生命的开端　受精赋予新个体强大的生命力,使相对静止的卵子转入旺盛的受精卵阶段,并激发卵裂,启动胚胎发育的进程。

（三）受精的条件

（1）精子和卵子必须发育成熟,获能精子的形态、数量与运动功能要正常。

（2）精子与卵子必须在限定的时间相遇,否则次级卵母细胞会退化,失去受精能力。

（3）男女生殖管道必须通畅,这是精子和卵子相遇的必要条件。

（4）正常的性激素水平是维持和调节生殖细胞发生、发育及运行的重要条件。

第二节　胚泡的形成与植入

一、卵裂和胚泡的形成

受精卵一旦形成,便开始一边进行细胞分裂,一边向子宫方向移动。受精卵在透明带内的特殊有丝分裂称**卵裂**(cleavage),卵裂产生的子代细胞称**卵裂球**(blastomere)。第一次卵裂开始于受精后 30 h,到第 3 天,卵裂球数达 12～16 个,外观似桑葚,故称**桑葚胚**(morula)。由于透明带的包裹,随着卵裂的进行,卵裂球数目逐渐增多,而卵裂球的体积越来越小(图 16-3,图 16-4)。

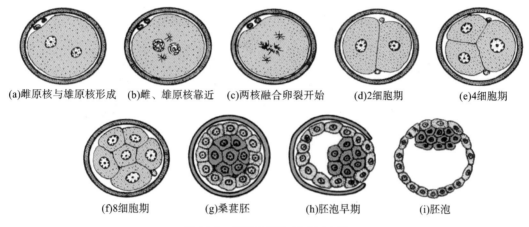

(a)雌原核与雄原核形成　　(b)雌、雄原核靠近　　(c)两核融合卵裂开始　　(d)2细胞期　　(e)4细胞期

(f)8细胞期　　(g)桑葚胚　　(h)胚泡早期　　(i)胚泡

图 16-3　卵裂和胚泡形成示意图

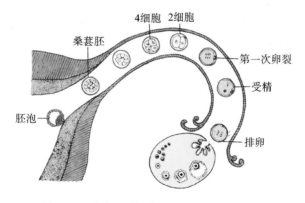

图 16-4　排卵、受精、卵裂和胚泡形成示意图

受精第 4～5 天,桑葚胚进入子宫腔,卵裂球数目达 100 个左右时,胚变为囊泡状,称**胚泡**(blastocyst)。胚泡壁由单层细胞构成,与吸收营养有关,故称**滋养层**(trophoblast);位于胚泡内一侧的一群细胞,称**内细胞群**(inner cell mass);胚泡腔内充满来自子宫腔的液体。

二、植入

胚泡埋入子宫内膜的过程称**植入**(implantation),又称**着床**(nidation)。植入开始于受精后第 5～6 天,完成于第 11～12 天。

(一) 植入过程

植入时,内细胞群侧的滋养层先与子宫内膜接触,并分泌蛋白水解酶溶蚀与其接触的内膜组织,胚泡则沿着被溶蚀的缺口逐渐埋入子宫内膜功能层。在植入过程中,与子宫内膜接触的滋养层细胞迅速分裂增殖,并分化为内、外两层。外层细胞相互融合,细胞间的界线消失,称**合体滋养层**(syncytiotrophoblast);内层细胞界限清楚,由单层立方细胞组成,称**细胞滋养层**(cytotrophoblast)。细胞滋养层的细胞不断分裂增殖,并补充、融入合体滋养层。胚泡全部植入子宫内膜后,缺口修复,植入完成。合体滋养层内出现一些小的腔隙,称滋养层隐窝,其内含有母体血液(图 16-5)。

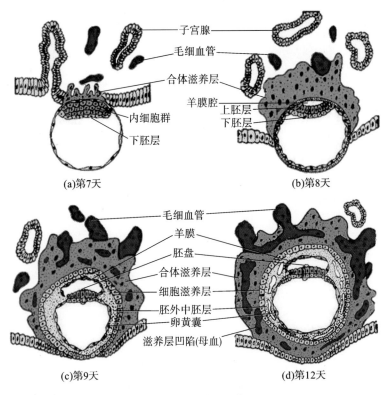

(a)第7天   (b)第8天

子宫腺
毛细血管
合体滋养层
内细胞群
下胚层
羊膜腔
上胚层
下胚层

(c)第9天   (d)第12天

毛细血管
羊膜
胚盘
合体滋养层
细胞滋养层
胚外中胚层
卵黄囊
滋养层凹陷(母血)

图 16-5　植入过程示意图

(二) 植入的部位

胚泡的植入部位通常在子宫的体部或底部,最多见于后壁(图 16-4)。若胚泡植入近子宫颈处,在此形成胎盘,称**前置胎盘**(placenta praevia),分娩时胎盘可堵塞产道,导致胎儿娩出困难或出现胎盘早剥引起大出血。若植入在子宫以外部位,称**宫外孕**(ectopic pregnancy),常发生在输卵管,偶见于子宫阔韧带、肠系膜,甚至卵巢表面等处。宫外孕胚胎多因营养供应不足,早期死亡并被吸收,少数植入输卵管的胚胎发育到较大后,引起输卵管破裂和大出血,甚至危及孕妇生命(图 16-6)。

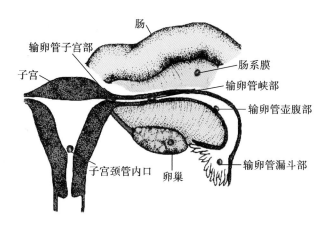

图 16-6 异位植入示意图

宫外孕

受精卵在子宫腔外着床发育的异常妊娠过程,称宫外孕。以输卵管妊娠最常见。常由于输卵管管腔或周围的炎症,引起管腔通畅不佳,阻碍孕卵正常运行,使之在输卵管内停留、着床、发育,导致输卵管妊娠流产或破裂。在流产或破裂前往往无明显症状,也可有停经、腹痛、少量阴道出血。破裂后表现为急性剧烈腹痛,反复发作,阴道出血,甚至休克。检查常有腹膜腔内出血体征,子宫旁有包块,超声检查可助诊。

(三)植入条件

植入是胚泡与子宫内膜相互作用的过程。植入过程受母体雌激素与孕激素的精细调节,这些激素的正常分泌使子宫内膜处于分泌期。胚泡与子宫内膜的同步发育、胚泡必须准时进入子宫腔、子宫腔的正常内环境等都是植入所必需的条件。若母体内分泌紊乱或受药物干扰,子宫内膜的周期性变化与胚泡发育不同步,子宫内膜有炎症或有避孕环等异物,均可阻碍胚泡的植入。

(四)蜕膜形成

胚泡植入时的子宫内膜正处于分泌期,植入后子宫内膜血液供应更丰富,腺体分泌更加旺盛,基质细胞变得肥大并富含糖原和脂滴,内膜进一步增厚,子宫内膜的这些变化称**蜕膜反应**,此时的子宫内膜称为**蜕膜**(decidua),基质细胞改称**蜕膜细胞**。根据蜕膜与胚泡的位置关系,可将蜕膜分为三部分:①**基蜕膜**(basal decidua),位于胚泡深面的蜕膜,也称底蜕膜;②**包蜕膜**(decidua capsularis),覆盖在胚表面,即子宫腔侧的蜕膜;③**壁蜕膜**(decidua parietalis),基蜕膜和包蜕膜以外的蜕膜(图 16-7)。

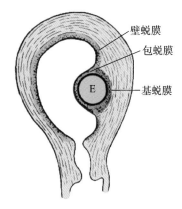

图 16-7 胚胎与子宫蜕膜关系示意图

第三节　胚层的形成

一、二胚层胚盘和相关结构的形成

（一）二胚层胚盘的形成

第 2 周，在胚泡植入的过程中，内细胞群的细胞增殖分化，形成两层不同的细胞，邻近滋养层的一层柱状细胞，称**上胚层**（epiblast），面向胚泡腔侧的一层立方细胞称**下胚层**（hypoblast）。上胚层和下胚层间隔基膜相贴形成一个圆盘状结构，称**胚盘**（embryonic disc），也叫二胚层胚盘，它是人体发生的原基。胚盘的上胚层面为胚的背面，下胚层面为胚的腹面（图 16-5）。

（二）相关结构的形成

1. 羊膜腔　上胚层细胞增殖，其内出现含有液体（羊水）的小腔隙，称**羊膜腔**。靠近滋养层的上胚层细胞形成一层扁平的细胞，称**羊膜上皮**，其周缘与上胚层的周缘相接，上胚层即为羊膜腔的底。

2. 卵黄囊　下胚层周缘的细胞增生形成一层扁平细胞，向腹侧迁移围成一个囊，称**卵黄囊**，其顶为下胚层。

3. 胚外中胚层及体蒂　在羊膜腔和卵黄囊形成的同时，细胞滋养层向内增殖形成松散分布的星状的细胞，填充于细胞滋养层和卵黄囊、羊膜腔之间，称**胚外中胚层**。继而在胚外中胚层内出现一些小腔，小腔合并成大腔，称**胚外体腔**。由于胚外体腔的出现，胚外中胚层衬在滋养层内表面和羊膜腔外表面，称**胚外中胚层的壁层**；衬在卵黄囊外表面的胚外中胚层，称**胚外中胚层的脏层**。随着胚外体腔的扩大，二胚层胚盘和其背腹两侧的羊膜囊、卵黄囊仅有少部分胚外中胚层与滋养层相连，这部分胚外中胚层称**体蒂**（body stalk）（图 16-8）。

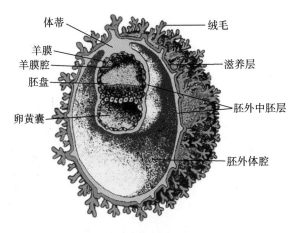

图 16-8　第 3 周初人胚剖面立体结构示意图

二、三胚层胚盘的形成

(一)原条的形成

第 3 周初,部分上胚层的细胞迅速增殖,在上胚层正中线的一侧形成一条增厚区,称**原条**(primitive streak)。原条的出现决定了胚盘的头尾端和中轴,即原条出现侧为尾端,相对的一端为头端。原条的头端略膨大,称**原结**,原结中央的浅凹称**原凹**。原条的细胞继续增生,两侧细胞隆起,中央凹陷称**原沟**(图 16-9)。

(二)三胚层胚盘形成

原沟底的细胞在上、下胚层间向左右及头、尾方向扩展迁移,一部分细胞在上、下胚层间形成一个夹层,称胚内中胚层,即**中胚层**(mesoderm)。另一部分细胞进入下胚层,并逐渐全部置换了下胚层的细胞,形成一层新的细胞,称**内胚层**(endoderm)。在中胚层和内胚层形成后,原上胚层改称**外胚层**(ectoderm)。第 3 周末,三胚层胚盘形成,三个胚层均起源于上胚层(图 16-9)。

原结的细胞增殖,经原凹向深部迁移,在上、下胚层之间沿胚盘中线向头端迁移,形成一条单独的细胞索,称**脊索**(notochord)。在脊索头端和原条尾端各有一小区域没有中胚层,致使内、外胚层直接相贴,分别称**口咽膜**和**泄殖腔膜**。随着胚体的发育,脊索向头端生长、增长,在神经管、椎体等中轴结构的发生中起重要的诱导作用,以后退化为人体椎间盘中央的髓核;而原条向尾端逐渐退化消失。若原条细胞残留,在人体骶尾部可分化形成多种组织构成的**畸胎瘤**。

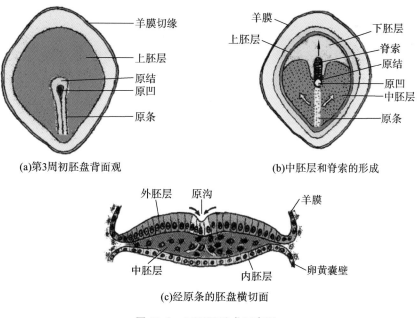

(a)第3周初胚盘背面观

(b)中胚层和脊索的形成

(c)经原条的胚盘横切面

图 16-9 三胚层形成示意图

第四节　三胚层的分化

在第 4～8 周,三胚层逐渐分化(图 16-10)形成各器官系统的原基。

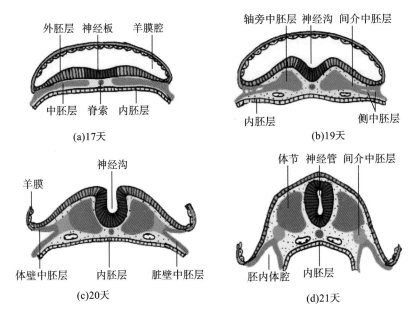

图 16-10　三胚层分化示意图

一、外胚层的分化

脊索形成后,诱导其背侧的外胚层细胞增厚呈板状,称**神经板**(neural plate),是神经系统的原基。它随脊索的生长而增长,头侧宽,尾部窄。继而神经板中央沿长轴下陷形成**神经沟**(neural groove),沟两边隆起称**神经褶**(neural fold)。两侧神经褶在神经沟中段靠拢并愈合,向头尾两端延伸,最后在头、尾两端各留一个孔,分别称为**前神经孔**(anterior neuropore)和**后神经孔**(posterior neuropore),到第 4 周末,前、后神经孔相继闭合,使神经沟完全封闭为**神经管**(neural tube)。若前神经孔未闭合则形成无脑儿,若后神经孔未闭合形成脊髓裂。完全封闭的神经管与背侧的外胚层脱离而埋入体内。神经管是中枢神经系统的原基,将分化形成脑和脊髓以及松果体、神经垂体和视网膜等。在神经沟闭合形成神经管的过程中,神经褶边缘的一些细胞迁移到神经管的背外侧形成两条纵行的细胞索,称**神经嵴**(neural crest)。神经嵴是周围神经系统的原基,将分化形成脑神经节、脊神经节、自主神经节及肾上腺髓质等。构成神经板的这部分外胚层称神经外胚层,其余部分称表面外胚层。表面外胚层将分化为表皮及附属器、角膜上皮、内耳、腺垂体等。

二、中胚层的分化

中胚层在脊索两旁从内侧向外侧依次分化为轴旁中胚层、间介中胚层和侧中胚层。分散存在的中胚层细胞,称间充质,将分化为身体各部的结缔组织、血管、肌组织等。

1. 轴旁中胚层(paraxial mesoderm) 脊索两侧的中胚层细胞迅速增殖形成两条纵行的细胞索,称轴旁中胚层,随后横裂为块状细胞团,称**体节**(somite)。从胚胎第3周末起,体节从颈部向尾部依次形成,左、右成对,每天出现3~4对,第5周时,体节全部形成,共42~44对。体节将分化为背侧的皮肤真皮、骨骼肌和中轴骨骼等。

2. 间介中胚层(intermediate mesoderm) 位于轴旁中胚层和侧中胚层之间,将来分化为泌尿生殖系统的主要器官。

3. 侧中胚层(lateral mesoderm) 侧中胚层是中胚层最外侧的部分。起初为一薄板状结构,随着胚胎的发育,其内先出现一些小的腔隙,然后融合为大的**胚内体腔**(intraembryonic coelom)。由于胚内体腔形成,侧中胚层分为两层,与外胚层相贴的一层,称**体壁中胚层**(parietal mesoderm),将分化为体壁和肢体的骨骼、肌肉、血管和结缔组织;与内胚层相贴的一层,称**脏壁中胚层**(visceral mesoderm),覆盖于原始消化管的外面,将分化为消化、呼吸系统的肌组织、结缔组织和血管。胚内体腔从头端至尾端将分化为心包腔、胸膜腔和腹膜腔。

三、内胚层的分化

在胚体形成圆柱体形时,内胚层被包入胚体形成原始消化管(primitive gut)。将分化为咽喉及其以下的消化管、消化腺、呼吸道和肺的上皮组织,以及中耳、甲状腺、甲状旁腺、胸腺、膀胱等器官的上皮组织。

四、胚体外形的变化

随着三胚层的分化,胚盘边缘向腹侧卷折形成头褶、尾褶和左右侧褶,扁平形胚盘逐渐变为圆柱形的胚体。胚盘卷折是由于胚盘各部分生长速度的不同,胚盘中部的生长速度快于边缘部,外胚层的生长速度又快于内胚层,致使体表外胚层包于胚体的表面,内胚层卷到胚体内,同时胚的头尾方向的生长速度快于左右侧向的生长,头侧因神经管发育为脑泡,其生长速度快于尾侧,于是扁圆形的胚盘卷折为头大尾细的圆柱体胚体。胚盘边缘则卷折到胚体腹侧,并逐渐靠拢,最终在成脐处汇聚。

圆柱形胚体形成后,胚体凸入羊膜腔,悬浮于羊水内;体蒂和卵黄囊连于胚体的腹侧,外包羊膜形成脐带;口咽膜和泄殖腔膜分别转到胚体头和尾的腹侧;表面外胚层包于胚体外表,内胚层被包入胚体内形成头尾方向的原始消化管,且中段腹侧与卵黄囊相连。至第8周末,胚体外表可见眼、耳、鼻及四肢,初具人形。

第五节 胎膜和胎盘

胎膜和胎盘是胚胎发育过程中形成的附属结构,对胚体起保护、营养、呼吸、排泄及内分泌等作用,不参与胚体的形成。胎儿娩出后,胎膜和胎盘即与子宫壁分离并被排出体外,总称衣胞。

一、胎膜

胎膜(fetal membrane)包括绒毛膜、羊膜、卵黄囊、尿囊和脐带(图 16-11)。

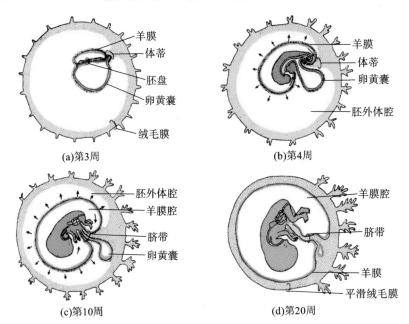

(a)第3周

羊膜
体蒂
胚盘
卵黄囊
绒毛膜

(b)第4周

羊膜
体蒂
卵黄囊
胚外体腔

(c)第10周

胚外体腔
羊膜腔
脐带
卵黄囊

(d)第20周

羊膜腔
脐带
羊膜
平滑绒毛膜

图 16-11　胎膜的形成及演变示意图

(一)绒毛膜

绒毛膜(chorion)由滋养层和衬于其内面的胚外中胚层共同构成。植入完成后,滋养层已分化为合体滋养层和细胞滋养层两层,继之细胞滋养层局部增殖伸入合体滋养层内,两者一起向胚泡表面形成许多突起,称**初级绒毛干**(primary stem villus)(图 16-12(a));第 3周时,胚外中胚层伸入绒毛干内,改称**次级绒毛干**(secondary stem villus)(图 16-12(b));当绒毛干内的胚外中胚层分化出结缔组织和血管时,称为**三级绒毛干**(tertiary stem villus)(图 16-12(c))。绒毛干进而发出分支,形成许多细小的绒毛。同时,绒毛干末端的细胞滋养层细胞增殖,穿出合体滋养层抵达蜕膜组织,将绒毛干固着于蜕膜上。这些穿出的细胞滋养层细胞还沿蜕膜扩展,彼此连接,形成一层**细胞滋养层壳**(cytotrophoblast shell),使绒毛膜与子宫蜕膜牢固连接。绒毛干之间的间隙,称**绒毛间隙**(intervillous space)。绒毛间隙内充满从子宫螺旋动脉来的母体血,胚胎借绒毛汲取母体血液中的营养物质并排出代谢产物。

胚胎早期,整个绒毛膜表面的绒毛均匀分布。之后,由于包蜕膜侧的血供匮乏,绒毛逐渐退化、消失,形成表面无绒毛的**平滑绒毛膜**(chorion laeve)。基蜕膜侧的绒毛因血供充足、营养丰富、生长茂密、反复分支形成**丛密绒毛膜**(chorion frondosum),它与基蜕膜组成胎盘。丛密绒毛膜内的血管通过脐带与胚体内的血管连通。此后,随着胚胎的发育增长及羊膜腔的不断扩大,羊膜、平滑绒毛膜和包蜕膜进一步凸向子宫腔,最终与壁蜕膜相贴,子宫腔逐渐消失。

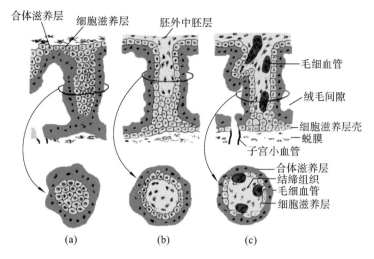

图 16-12 绒毛干的分化发育示意图

在绒毛膜发育过程中,如果绒毛表面的滋养层细胞过度增生,内部的结缔组织变性水肿、血管消失,形成许多大小不等的水泡样结构,形似葡萄,称**葡萄胎**。其中的胚胎因营养缺乏不能正常发育而死亡。如果滋养层细胞发生恶变,则形成**绒毛膜癌**。

(二)羊膜

羊膜(amnion)为半透明薄膜,由羊膜细胞和覆盖其外的胚外中胚层组成。羊膜最初附着于胚盘的边缘,随着胚体的形成、羊膜腔的扩大和胚体凸入羊膜腔内,羊膜在胚体的腹侧包裹体蒂,形成脐带。羊膜腔的扩大逐渐使羊膜与绒毛膜相贴,胚外体腔消失。

羊膜腔内充满**羊水**(amniotic fluid),胚胎在羊水中生长发育。羊水不断更新,呈弱碱性,主要成分是水,含有脱落的上皮细胞和胎儿的代谢产物。妊娠早期的羊水无色透明,由羊膜不断分泌和吸收;妊娠中期以后,胎儿开始吞饮羊水,并且其脱落的上皮细胞和消化、泌尿系统的排泄物也进入羊水,使羊水变得浑浊。

羊水的作用:在胚胎发育中起重要的保护作用,胚胎在羊水中较自由地活动,有利于骨骼和肌肉的发育,并防止胚胎局部发生粘连或受外力的压迫与震荡。临产时,羊水还具有扩张子宫颈、冲洗产道的作用。随着胚胎的长大,羊水也相应增多,足月分娩时有 $1000\sim$ 1500 mL。羊水过少(500 mL 以下),易发生羊膜与胎儿粘连,影响正常发育;羊水过多(2000 mL 以上),也可影响胎儿正常发育。羊水含量不正常,还与某些先天性畸形有关,如胎儿无肾或尿道闭锁可致羊水过少,胎儿消化道闭锁或神经管封闭不全可致羊水过多。抽取羊水进行细胞学、遗传学及生物化学检测,可以早期诊断某些先天异常。

(三)卵黄囊

卵黄囊(yolk sac)位于原始消化管腹侧,卵黄囊的壁由胚外内胚层和胚外中胚层构成。鸟类等卵生动物胚胎的卵黄囊储有大量卵黄,为胚胎发育提供营养。人胚胎的卵黄囊内没有卵黄,卵黄囊不发达,它的出现也是种系发生和进化过程的重演。随着胚体的形成,卵黄囊被包入脐带后,与原始消化管相连的卵黄蒂于第 6 周闭锁,卵黄囊也逐渐退化。人类造血干细胞来源于卵黄囊壁的胚外中胚层,人类原始生殖细胞来源于卵黄囊尾侧的胚外内胚层。

（四）脐带

脐带（umbilical cord）是连于胚胎脐部与胎盘间的索带。脐带外被覆羊膜，内含体蒂分化的黏液性结缔组织。结缔组织内除有闭锁的卵黄蒂和尿囊外，还有脐动脉和脐静脉。脐动脉有两条，将胚胎血液运送至胎盘绒毛内血管，与绒毛间隙内的母血进行物质交换。脐静脉仅有一条，将吸收了丰富营养物质和氧气的血液送回胚胎。妊娠末期，脐带长 40～60 cm，粗 1.5～2 cm。脐带过短（35 cm 以下），胎儿娩出时易引起胎盘过早剥离，可引起产妇大出血；脐带过长（80 cm 以上），易缠绕胎儿肢体或颈部，可致局部发育不良，甚至导致胎儿窒息死亡。

（五）尿囊

尿囊（allantois）发生于胚胎第 3 周，是从卵黄囊尾侧向体蒂内伸出的一个盲管，随着胚体尾端的卷折而开口于原始消化管尾段的腹侧。随着胚体的形成，尿囊的近端演化为膀胱的一部分，远端形成从膀胱顶部至脐内的一条细管，称**脐尿管**。脐尿管闭锁形成**脐中韧带**。尿囊壁上的胚外中胚层形成的一对尿囊动脉和一对尿囊静脉，逐渐演化成脐带内的脐动脉和脐静脉。

二、胎盘

（一）胎盘的结构

胎盘（placenta）是由胎儿的丛密绒毛膜与母体的基蜕膜共同组成的圆盘状结构（图 16-13，图 16-14）。足月胎儿的胎盘重约 500 g，直径 15～20 cm，中央厚，周边薄，平均厚约 2.5 cm。胎盘的胎儿面光滑，表面覆盖着羊膜，脐带附于近中央处，透过羊膜可见放射状分布的脐血管分支；胎盘的母体面粗糙，有不规则的浅沟将其分为 15～30 个**胎盘小叶**（cotyledon）。

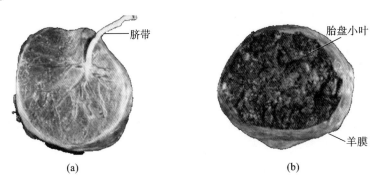

脐带

胎盘小叶

羊膜

(a)　　　　　　　　　　　　　(b)

图 16-13　胎盘

胎儿的丛密绒毛膜发出 40～60 根绒毛干，绒毛干又发出许多细小绒毛，并深入绒毛间隙内；绒毛干的末端以细胞滋养层壳固着于基蜕膜上。脐血管的分支沿绒毛干进入绒毛内，形成毛细血管，内含胎儿血。母体基蜕膜的短隔伸入绒毛间隙内，称**胎盘隔**（placental septum）。胎盘隔将绒毛干分隔到胎盘小叶内，每个小叶含 1～4 根绒毛干及其分支。绒毛间隙是蜕膜被溶蚀形成的空隙，间隙相互连通。子宫螺旋动脉与子宫静脉的分支开口于绒

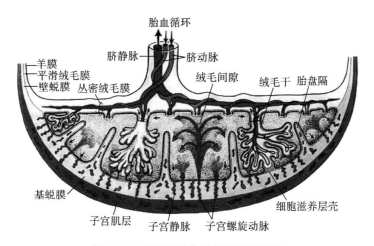

图 16-14 胎盘结构与血液循环示意图

毛间隙,故绒毛间隙内充以母体血液,绒毛浸泡其中。

（二）胎盘的血液循环

胎盘内有母体和胎儿两套血液循环系统,两者的血液在各自的封闭管道内循环,互不相混,但可进行物质交换。母体动脉血从子宫螺旋动脉流入绒毛间隙,在此与绒毛内毛细血管的胎儿血进行物质交换后,由子宫静脉回流入母体。胎儿的静脉血经脐动脉及其分支流入绒毛毛细血管,与绒毛间隙内的母体血进行物质交换后,成为动脉血,又经脐静脉回流到胎儿。

胎儿血与母体血在胎盘内进行物质交换所通过的结构,称**胎盘膜**（placental membrane）或**胎盘屏障**（placental barrier）。早期胎盘膜由合体滋养层、细胞滋养层和基膜、薄层绒毛结缔组织及毛细血管内皮和基膜组成。发育后期,由于细胞滋养层在许多部位消失以及合体滋养层在一些部位仅为一薄层胞质,故胎盘膜变薄,胎血与母血间仅隔以绒毛毛细血管内皮和薄层合体滋养层及两者的基膜,更有利于物质交换。胎盘屏障能阻挡母血内大分子物质进入胎儿体内,但是大部分药物、激素和某些病毒（如风疹病毒、麻疹病毒、脊髓灰质炎病毒和艾滋病病毒）可以通过胎盘屏障影响胎儿发育,故孕妇用药应慎重,并应预防感染。IgG 是唯一能通过胎盘的抗体,对初生婴儿的抗感染起重要作用。

（三）胎盘的功能

1. 物质交换 胎儿通过胎盘从母血中获得营养物质和 O_2,排出代谢产物和 CO_2。因此,胎盘相当于出生后小肠、肺和肾的功能。

2. 内分泌功能 胎盘的合体滋养层能分泌多种激素,对维持妊娠和胎儿的生长发育起重要作用。其分泌的激素主要有:① **人绒毛膜促性腺激素**（human chorionic gonadotropin,HCG）,其作用与黄体生成素类似,能促进母体黄体的生长发育,以维持妊娠,HCG 在妊娠第 2 周开始分泌,第 8 周达高峰,以后逐渐下降,临床上常用作早孕检测。② **人胎盘催乳素**（human placental lactogen,HPL）,能促进母体乳腺和胎儿的生长发育。HPL 于妊娠第 2 个月开始分泌,第 8 个月达高峰,直到分娩。③ **孕激素和雌激素**,于妊娠第 4 个月开始分泌,以后逐渐增多。妊娠黄体退化后,胎盘的这两种激素继续维持妊娠。

第六节　双胎和多胎

一、双胎

双胎(twins)又称孪生,发生率约占新生儿的1‰。双胎有单卵双生和二卵双生两类。

(一)单卵双生

单卵双生(monozygotic twins),又称单卵双胎,是由一个受精卵发育为两个胚胎,有以下几种可能的情况(图16-15):①受精卵发育形成两个胚泡,分别植入,各发育为一个胚胎,双生儿有各自的羊膜腔和胎盘;②一个胚泡内出现两个内细胞群,各发育为一个胚胎,双生儿有各自的羊膜腔,但共享一个胎盘;③一个胚盘上出现两个原条与脊索,诱导形成两个神经管,发育为两个胚胎,双生儿位于同一个羊膜腔内,也共享一个胎盘。

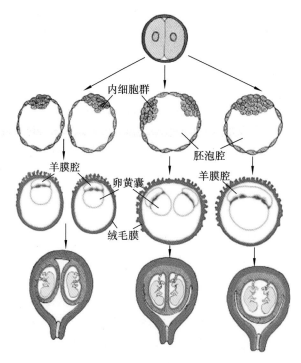

图16-15　单卵双胎的形成图解

单卵双生的两个个体的遗传基因完全一样,性别相同,面貌酷似,血型及组织相容性抗原相同,故互相进行组织或器官移植时不发生排斥反应。

(二)二卵双生

二卵双生(dizygotic twins)是一次排出两个卵子分别受精后发育而成。它们有各自的胎膜与胎盘,遗传基因完全不一样,性别相同或不同,相貌和生理特性的差异如同一般兄弟姐妹,仅是同龄而已。

二、连体双胎

连体双胎(conjoined twins)是指两个未完全分离的单卵双胎(图 16-16)。当一个胚盘出现两个原条并分别发育为两个胚胎时,若两原条靠得较近,胚体形成时发生局部连接形成的。常见的连体双胎有头连体双胎、臀连体双胎、胸腹连体双胎等。连体双胎有对称型和不对称型两类。对称型指两个胚胎大小相同,否则,称不对称型。在不对称型连体双胎中,如果一个胎儿很小且发育不全,常称**寄生胎**;如果小而发育不全的胚胎被包裹在大胎体内则称**胎中胎**。

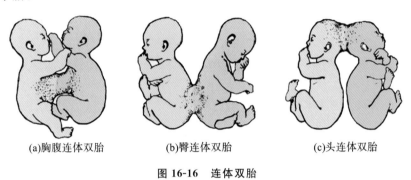

(a)胸腹连体双胎　　　　(b)臀连体双胎　　　　(c)头连体双胎

图 16-16　连体双胎

三、多胎

一次娩出两个以上的新生儿为**多胎**(multiplets)。多胎的原因可以是单卵性、多卵性或混合性,常为混合性多胎。多胎发生率低,三胎发生率约万分之一,四胎发生率约百万分之一,五胎以上更为罕见,多不易存活。

第七节　先天性畸形

一、先天性畸形的发生原因

先天性畸形(congenital malformation)是由于胚胎发育紊乱引起的胎儿形态结构异常。先天性畸形的发生受遗传因素、环境因素和两者相互作用的影响。

(一)遗传因素

遗传因素引起的先天性畸形主要包括染色体畸变和基因突变。

1. 染色体畸变　染色体畸变(chromosome aberration)包括染色体数目或染色体结构异常。染色体数目减少可引起先天性畸形,常见于单体型。常染色体的单体型胚胎几乎不能存活,性染色体的单体型胚胎约有 3% 成活,如先天性卵巢发育不全,即特纳综合征(Turner 综合征,45,XO)。染色体数目的增多也可引起畸形,多见于三体型(trisomy),如21 号染色体的三体可引起先天愚型唐氏综合征(Down 综合征),18 号染色体的三体可引起 Edward 综合征,13 号染色体三体可引起 Patau 综合征,性染色体三体(47,XXY)可引起先天性睾丸发育不全(克兰费尔特综合征,Klinefelter 综合征)。染色体的结构畸变也可引起畸形,如 5 号染色体短臂末端断裂缺失可引起猫叫综合征。

2. 基因突变 基因突变(gene mutation)是指基因在结构上发生碱基对组成或排列顺序的改变。基因突变的发生次数比染色体畸变多,但多不引起畸形,主要是造成代谢性遗传病,主要有软骨发育不全、肾上腺肥大、多囊肾、皮肤松垂症、睾丸女性化综合征等。

(二)环境因素

能引起先天性畸形的环境因素统称为**致畸因子**(teratogen)。影响胚胎发育的环境有三个方面,即母体周围的外环境、母体的内环境和胚体周围的微环境。这三个层次的环境中引起胚胎畸形的因素均称为环境致畸因子。外环境中的致畸因子有的可穿过内环境和微环境直接作用于胚体,有的则通过改变内环境和微环境而间接作用于胚体。环境致畸因子主要有生物性致畸因子、物理性致畸因子、致畸性药物、化学性致畸因子和其他致畸因子。

1. 生物性致畸因子 风疹病毒、巨细胞病毒、单纯疱疹病毒、弓形体、梅毒螺旋体等,对人类胚胎均有致畸作用,它们有些可穿过胎盘屏障直接作用于胚体,有些则作用于母体和胎盘,引起母体发热、缺氧、脱水、酸中毒等,或干扰胎盘的转运功能,破坏胎盘屏障,从而间接影响胚胎发育。还有一些病毒,如流行性腮腺炎病毒、流感病毒等,对动物有明显的致畸作用,但对人类的致畸作用尚未确定。

2. 物理性致畸因子 目前已确定对人类有致畸作用的物理因子有射线、机械性压迫和损伤等。另外,高温、严寒、微波等对动物有致畸作用,但对人类的致畸作用尚需进一步探讨。

3. 致畸性药物 多种药物都有明显的致畸作用,如多数抗肿瘤药物、某些抗生素、抗惊厥药物、治疗精神病的药物、抗凝血药、激素等,均有不同程度的致畸作用,可引起多种先天性畸形。20 世纪 60 年代,反应停又名沙利度胺,在欧洲曾广泛用于治疗妊娠呕吐,结果引起大量残肢畸形儿的出生,酿成了反应停事件。"反应停事件"后,药物致畸作用引起人们的普遍重视,并对药物进行严格的致畸检测。

4. 化学性致畸因子 在工业"三废"、农药、食品添加剂和防腐剂中,均含有致畸的化学因子。某些多环芳香碳氢化合物,某些亚硝基化合物,某些烷基和苯类化合物,某些农药如敌枯双,某些重金属如铅、砷、镉、汞等,目前已经确认对人类有致畸作用。

5. 其他致畸因子 酗酒、大量吸烟、缺氧、严重营养不良等均有致畸作用。孕期过量饮酒可引起多种畸形,称胎儿酒精综合征(fetal alcohol syndrome),其主要表现是发育迟缓、小头、小眼、短眼裂、眼距小等。吸烟的致畸作用越来越受到人们的重视,吸烟引起胎儿畸形主要是由于尼古丁可使胎盘血管收缩而致胎儿缺血,CO 进入胎儿血液并使胎儿缺氧。另外,吸烟所产生的其他有害物质,如氰酸盐,也可影响胎儿的正常发育。吸烟不仅引起胎儿先天性畸形,严重者可导致胎儿死亡和流产。

(三)环境因素与遗传因素的相互作用

在畸形发生过程中,遗传因素与环境因素的相互作用是导致畸形发生的主要原因,环境致畸因子通过引起染色体畸变和基因突变而导致先天性畸形,而且基因型决定和影响胚胎对致畸因子的易感程度。流行病学调查显示,在同一条件下,同时妊娠的孕妇在一次风疹流行中都受到了感染,但其新生儿有的出现畸形,有的却完全正常。其原因在于,每个胚胎对风疹病毒的易感性不同。决定这种易感性的主要因素是胚体结构和生化特性,而这种结构和生化特性取决于胚体的遗传特性。致畸因子作用的种间效果差异更是如此,如可的松对小白鼠有明显的致畸作用(主要引起腭裂),但对猪、猴等则几乎无致畸作用。人类和其他灵长类动物对反应停非常敏感,可引起残肢畸形,但对灵长目之外的其他哺乳动物几乎无致畸作用。

在环境因素与遗传因素相互作用引起的先天性畸形中,衡量遗传因素所起作用的指标称遗传度。某种畸形的遗传度越高,说明遗传因素在该畸形发生中的作用越大,如先天性巨结肠的遗传度为80%、腭裂为76%、先天性幽门狭窄为75%、脊柱裂与无脑儿为60%、先天性心脏畸形为35%。

二、致畸敏感期

致畸敏感期(susceptible period)是指对致畸因子作用最敏感的胚胎发育时期。不同种系的动物和不同器官的致畸敏感期不同。人胚胎的前两周受到致畸因子作用后,重者胚体细胞全部死亡或大部分被破坏,而致早孕流产;如损害轻微,胚体细胞可自行恢复,继续正常发育。胚期第3~8周,胚胎细胞的增殖和分化非常活跃,胚体的形态发生复杂的变化,最容易受到致畸因子干扰而发生畸形,故称这段时期为致畸敏感期。在胚胎9~38周,胚胎进入胎儿期,器官组织渐趋发育成形,对有害物质的敏感性下降,如受到致畸因子作用,一般造成某些生理功能障碍或微观的结构异常。

三、先天性畸形的宫内诊断

宫内诊断(intrauterine diagnosis)是对尚在母体内、未出生的胎儿进行疾病诊断,以防止遗传病患儿的出生。它是把细胞遗传学、生化分析、分子遗传学的技术结合应用于医学遗传学临床的一种重要手段。如:通过B型超声可检查无脑儿、脑积水、脊柱裂、连体胎儿等;羊膜穿刺或绒毛膜取样,对羊水、羊水细胞及绒毛膜细胞进行遗传学分析,可检测胎儿染色体或基因是否异常。

四、先天性畸形的预防

预防或减少先天性畸形的发生,是提高出生人口素质的重要措施。育龄夫妇应进行孕前保健,做好备孕准备。在妊娠期间,特别是妊娠前8周,要尽量预防感染,避免接触上述各种环境致畸因子;做好妊娠期的监护和产前检查,防止先天性畸形儿的出生。

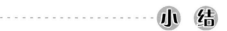

小 结

人体胚胎发生学总论主要研究从受精卵至第8周末的人胚胎早期(胚期)发生。精子和卵子在输卵管的壶腹部结合形成受精卵,受精卵通过卵裂到第3天形成桑葚胚,第4天桑葚胚进入子宫腔,继续发育形成由滋养层、内细胞群和胚泡腔构成的**胚泡**。胚泡向子宫内膜植入,植入开始于受精后第5~6天,完成于第11~12天。第2周,在胚泡植入的过程中,内细胞群形成由上胚层和下胚层紧密相贴的**胚盘**;羊膜与上胚层的周缘相接共同围成一囊,称**羊膜囊**,下胚层周缘的细胞向腹侧增生形成一层扁平细胞围成一个囊,称**卵黄囊**;滋养层分化为合体滋养层、细胞滋养层和胚外中胚层,在胚外中胚层内出现胚外体腔,体蒂形成。第3周初,上胚层的细胞增殖在上胚层中线的尾侧形成**原条**,原条的头端略膨大为**原结**,原条中央凹陷称**原沟**,原结中央凹陷称**原凹**。原沟底的细胞在上、下胚层间增殖形成**中胚层**,还有一部分细胞置换下胚层形成**内胚层**,原上胚层改称**外胚层**,第3周末,三胚层胚盘形成。原结的细胞增殖,经原凹在上、下胚层之间沿胚盘中线向头端形成一条**脊索**。脊索头端和原条尾端各有一小区域没有中胚层,分别称**口咽膜**和**泄殖腔膜**。

脊索诱导其背侧的外胚层细胞增厚形成**神经板**,神经板中央沿长轴下陷形成**神经沟**,沟两边隆起称**神经褶**。两侧神经褶在神经沟中段愈合成**神经管**,神经管是中枢神经系统的原基,将分化形成脑和脊髓以及松果体、神经垂体和视网膜等。在神经管形成的过程中,神经褶边缘的一些细胞迁移到神经管的背外侧形成两条纵行的细胞索,称**神经嵴**,神经嵴是周围神经系统的原基,将分化形成脑神经节、脊神经节、自主神经节以及肾上腺髓质等。表面外胚层将分化为表皮及附属器、角膜上皮、内耳、腺垂体等。

中胚层在脊索两旁从内侧向外侧依次分化为**轴旁中胚层**、**间介中胚层**和**侧中胚层**,分散存在的中胚层细胞,称**间充质**。轴旁中胚层断裂为**体节**,体节将分化为背侧的皮肤真皮、骨骼肌和中轴骨骼。间介中胚层分化为泌尿生殖系统的主要器官。侧中胚层中形成胚内体腔,胚内体腔将侧中胚层分为体壁中胚层和脏壁中胚层,将分化为体壁、肢体及内脏器官的骨骼、肌肉、血管和结缔组织;胚内体腔从头端到尾端将分化为心包腔、胸膜腔和腹膜腔。

内胚层被包入胚体形成原始消化管,将分化为咽喉及其以下的消化管、消化腺、呼吸道和肺的上皮组织,以及中耳、甲状腺、甲状旁腺、胸腺、膀胱等器官的上皮组织。

胎膜和胎盘是胚胎发育过程中形成的附属结构,胎儿娩出后即与子宫壁分离被排出体外。胎膜包括绒毛膜、羊膜、卵黄囊、尿囊和脐带。胎盘由胎儿的丛密绒毛膜与母体的基蜕膜共同组成的圆盘形结构,是母体与胚胎进行物质交换场所,同时有内分泌功能。

能力检测

1. 何为精子的获能及顶体反应?
2. 试述受精的定义、过程及意义。
3. 简述胚泡的结构。
4. 简述二胚层胚盘及羊膜腔和卵黄囊的形成。
5. 简述三胚层胚盘的形成。
6. 试述胎盘的结构和功能。
7. 试述胎膜的构成及各结构的主要功能。

(贾书花)

扫码看答案

　　本书写作过程中使用了部分图片,在此向这些图片的版权所有人表示诚挚的谢意! 由于客观原因,我们无法联系到您。请相关版权所有人与出版社联系,出版社将按照国家相关规定和行业标准支持稿酬。

主要参考文献

Zhuyao Cankao Wenxian

[1] 邹仲之,李继承.组织学与胚胎学[M].8版.北京:人民卫生出版社,2014.

[2] 唐军民,高俊玲.组织学与胚胎学[M].4版.北京:北京大学医学出版社,2016.

[3] 邵淑娟.组织学与胚胎学[M].6版.北京:人民卫生出版社,2015.

[4] 徐晨.组织学与胚胎学[M].2版.北京:高等教育出版社,2015.

[5] 柏树令,应大君.系统解剖学[M].3版.北京:人民卫生出版社,2015.

[6] 李玉林.病理学[M].8版.北京:人民卫生出版社,2013.

[7] 朱大年,王庭槐.生理学[M].8版.北京:人民卫生出版社,2013.

[8] 葛均波,徐永健.内科学[M].8版.北京:人民卫生出版社,2013.

[9] 查锡良,药立波.生物化学与分子生物学[M].8版.北京:人民卫生出版社,2013.

[10] 万学红,卢雪峰.诊断学[M].8版.北京:人民卫生出版社,2013.

[11] 刘秀敏.组织学与胚胎学[M].武汉:华中科技大学出版社,2010.

[12] 白咸勇,谌宏鸣.组织学与胚胎学[M].2版.北京:科学出版社,2010.

[13] 成令忠,钟翠平,蔡文琴.现代组织学[M].上海:上海科学技术文献出版社,2003.

[14] 刘贤钊.组织学与胚胎学[M].3版.北京:人民卫生出版社,2004.

[15] 吴金英,申社林,朱劲华.人体解剖学与组织胚胎学[M].南京:江苏科学技术出版社,2011.

[16] 丁晓慧,江敏,周慧,等.组织学与胚胎学考核模式的研究与实践——尝试学生参与命题[J].卫生职业教育,2016,34(21):79-80.

[17] 郑莉芳,陈佩杰,周永战,等.老年骨骼肌再生能力受损的机制研究进展[J].生理科学进展,2017,48(5):393-396.

[18] 李溯,丁劲松.黑色素生物合成与酪氨酸抑制剂的研究进展[J].中南药学,2013,11(4):278.

[19] He M, Ichinose T, Yoshida Y, et al. Urban PM2.5 exacerbates allergic inflammation in the murine lung via a TLR2/TLR4/MyD88-signaling pathway[J]. Sci Rep,2017,7(1):11027.